ÉTUDE

SUR LES EAUX

SODO-CHLORO BROMURÉES

DE SALINS.

ÉTUDE
SUR LES EAUX
SODO-CHLORO BROMURÉES
DE SALINS.

leur action thérapeutique dans
l'anémie, la chlorose, le lymphatisme, etc.

ÉTUDES HISTORIQUES
ET
EXCURSIONS AUX ENVIRONS DE SALINS

PAR LE

Dr CL. M. GERMAIN,

Médecin inspecteur adjoint des eaux minérales de Salins, médecin des épidémies et de la garnison de Salins, médecin adjoint de l'hospice de cette ville, membre correspondant de la Société d'hydrologie de Paris, de la Société médicale de Besançon, des académies de médecine de Lyon, Bordeaux et Strasbourg, de la Société d'émulation du Doubs, de la Société d'agriculture, sciences et arts de Poligny.

Principiis obsta, sero medicina paratur
Cum mala per longas invaluere moras

Ovide.

MONTBÉLIARD,

IMPRIMERIE DE HENRI BARBIER

NOTE

DU FILS DE L'AUTEUR.

Cet ouvrage, le fruit d'observations de plus de vingt ans, est le résumé et le complément de brochures ou mémoires que mon père faisait paraître, presque chaque année, sur les eaux minérales sodo-chloro bromurées de Salins; il venait de mettre la main aux dernières pages de son œuvre, quand une mort subite l'a frappé. Je n'ai fait que rassembler les dernières notes de ces études sur un sujet que l'auteur avait étudié d'une manière toute spéciale.

Dr GERMAIN, fils.

OROGRAPHIE

DE LA GORGE DE SALINS.

ORIGINE ET FORMATION

des Sources minérales de cette ville.

Le Revermont occidental des Monts Jura représente une longue falaise contre laquelle venaient se briser les flots de la mer Tertiaire du bassin de la Bresse et de la Loue ; elle sépare la plaine, les coteaux ondulés du vignoble, de la région des montagnes : Limite méridionale de la France avec la Suisse, sa direction est du Nord-Nord-Est au Sud-Sud-Ouest.

La gorge de Salins creusée dans le massif de cette première chaîne du Jura, à l'extrémité Nord-Est du département de ce nom, est resserrée entre les flancs abruptes de cette déhiscence des monts élevés à 600 ^{m} environ au-dessus de la Méditerranée, les cimes sont éloignées l'une de l'autre de 1150 m et laissent entre elles, un abîme au fond duquel coule la Furieuse, rivière torrentielle, au bord de laquelle le bas de Salins semblable à une longue rue se prolonge dans une étendue de 4 kilomètres ; l'autre partie de la ville, environnée d'une ceinture de vieux remparts, s'élève en amphithéâtre, à la base du mont Belin. Ce défilé qui a 340 m au-dessus du cours de la rivière et 4 kil. de longueur, est un ruz de soulèvement, Liaso Keuperien surmonté d'un crêt oolitique : il traverse du Nord-Ouest au Sud-Est la série géologique du 1er et 2e étage du Jura et une partie du terrain Keuperien. Elle se compose en procédant du haut en bas de trois divisions ; le Bathonien, le Gréat oolite et le Forest marbre, calcaires compactes sur lesquels sont assis à 1 kil. en face l'un de l'autre les forts Belin et St-André ; le mont Poupet qui fait partie de cette enceinte de rochers, ferme au Nord la Cluse salinoise et porte à 853 m les fractures obliques et redressées de son dôme oolitique immense. En descendant la série du Bathonien dont la puissance est de 38 mètres, nous trouvons le calcaire Laedonien pétri d'entroques et la bande rougeâtre de l'oolite ferrugineuse, cet étage se termine par un abrupte au bas duquel est entassée en forme de talus, une masse de débris calcaires ; ils recouvrent en partie le grès schisteux micacé, groupe supérieur du Lias ou 1er étage jurassique, au-dessous sont les marnes pyriteuses à trochus avec les Ammonites de petite taille, les schistes bitumineux. Lias moyen, schistes bitumineux, marnes plicatuliennes et à gryphaca, à belemnites; calcaire marneux à gryphaea cymbium: un banc puissant de calcaire à gryphèes arquées avec ammonites de grosse taille parmi lesquelles on distingue celles de Buchlandi et de Conybéari, etc. caractérisent le groupe inférieur du premier étage : puissance 53 m.

La base de ces diverses formations est un vaste dépôt de marnes irisées, de gypse keuperien avec interposition de trois bancs principaux de Dolomie magnésienne. Formation gypseuse 150 m, à la partie inférieure du Keuper est le terrain salifère caché dans les profondeurs du sol; il a été atteint par les sondages à 135 m.

Puissance totale 261 mètres.

Poupet, géant de cette zône de nos montagnes, a été l'axe d'un cratère de soulèvement: de ce foyer central d'explosion, rayonnent des failles qui crevassèrent en sens divers et dans une grande étendue, le sol de cette contrée, auquel il imprima les caractères orographiques que nous observons encore actuellement; toutefois en tenant compte des affaissements et des érosions acqueuses : c'est à cette puissance multiple qu'il faut attribuer le creusement du ruz de soulèvement Liaso-Keuperien de la Cluse salinoise flanquée par deux épaulements oolitiques, les monts Belin et St-André entre lesquels la mer liasique en se retirant, a établi un rapide courant :

l'érosion aqueuse a arrondi la base de St-André, il ressemble à un promontoire, tandis que le rivage opposé offre un enfoncement correspondant.

A une autre époque, cet estuaire de la mer Liasique se couvrit de cailloux d'alluvion, ainsi qu'on le remarque dans le terrain au-dessus du Keuper et des sources minérales de Salins : à ce puissant agent de soulèvement qui releva les couches terrestres du nord-ouest au sud-est selon l'orientation orographique du Jura, se combinèrent des poussées plutoniques de bas en haut, elles ont l'aspect de cônes avec rupture au sommet, et sont dus dans cette localité, à l'exaltation du trias, de la Dolomie keuperienne que recouvre sur les côtés, en forme de toit, le banc puissant de calcaire à Gryphées. Ce plan doublement incliné, s'observe surtout à la sortie méridionale de Salins et derrière la saline de cette ville ; il est le résultat d'une faille Liaso-keuperienne. Ainsi par suite de cette dislocation, les couches calcaires de la Dolomie se redressèrent obliquement des deux côtés sur le banc salifère, lequel se relevait également en obéissant à la même impulsion souterraine. Les eaux pluviales infiltrées à travers les fissures des roches du 1er plateau, se minéralisent en s'épanchant sur le banc de sel gemme, leur émission ascensionnelle s'opère sous une haute pression et par les lois de l'hydrostatique, comme à travers un forage artésien naturel, formé par un canal solide dans toute sa continuité, comparable à une espèce de cheminée; elles se reproduisent au dehors dans des récipients à 22 ^{m} au-dessous du sol de la saline :

Au résumé la direction de la gorge salinoise du nord-ouest au sud-est, dans la même direction des bancs calcaires qui la dominent en s'appuyant contre les flancs de l'escarpement des monts; l'exaltation conique ou en forme de chevron, du terrain Liaso-keuperien, sont des phénomènes géognésiques qui témoignent que la formation de cette cluse intersection ouverte dans le massif du 1er plateau, se rattache à l'époque des grands cataclysmes qui firent surgir les montagnes du Jura.

Origine et formation des sources chlorurées de Salins.

D'après ces études orographiques je crois avoir acquis la certitude 1° que le rapprochement de ces sources minérales du niveau du sol en rapport avec son exaltation, provient de poussées plutoniques partielles et circonscrites; 2° d'une autre part il me reste démontré que l'origine de ces sources chlorurées doit être attribuée au lavage du banc de sel gemme par les infiltrations d'eau pluviale qui se réunissent et ne forment qu'un seul courant souterrain; 3° le volume de ces sources et leur degré de salure augmentent après les grandes pluies et la fonte des neiges, tandis que sous ce double rapport elles ont diminué en sens inverse après les sécheresses prolongées et depuis que des trous de sondage pratiqués dans le voisinage, permettent au moyen des immersions du banc de sel, d'en extraire une grande quantité d'eau minéralisée à 22° et 23°, pour la fabrication exclusive des produits de la manufacture de Salins ; 4° la basse température de ces eaux donne à penser qu'elles ne viennent pas d'une profondeur, autre que celle atteinte par les forages 235 m ; 5° l'absence presque complète de gaz acide carbonique, montre qu'il ne se fait point de double décomposition entre les carbonates et les sulfates. Enfin, c'est au phénomène d'exaltation du terrain triasique par des poussées souterraines, que nous devons le rapprochement des sources salées du niveau du sol, leur exploitation, celle des forages artésiens et l'établissement des bains Chloro-Bromurés de la ville de Salins.

On aime à soulever le voile mystérieux qui cache à nos regards les opérations de la nature : l'étude des grands phénomènes qui présidèrent à l'orographie et à la structure géologiqne des roches, augmente d'intérêt quand on la relie à l'hydrologie et à la formation des sources : on saisit les rapports qui existent entre les éléments minéraux des terrains et ceux des eaux qui les traversent. *Aquæ tales sunt quales terra per quam fluant*. C'est dans cette intention que j'ai tracé un aperçu géologique de la Gorge de Salins, avant d'exposer le tableau des analyses chimiques de ces sources minérales.

La coupe orographique de la gorge de Salins, indique l'ouverture de cette cluse Liaso-Keuperienne surmontée de deux crêts oolitiques ; la nature géologique et la stratification des terrains redressés du nord-ouest au sud-sud-est ; le vaste dépôt de marnes irisées et de gypse Keuperien superposé aux bancs de sel gemme ; l'origine des sources salées et leur cours ascensionnel à travers les fissures d'une faille qui traverse en cet endroit, toute la série géoligue de la formation Keuperienne.

ANALYSE DES SOURCES SALÉES DE SALINS en 1845, PAR M. DESFOSSES, DE BESANÇON.

	PUITS à MUIRE source de la grotte A-4	PUITS à MUIRE source de la grotte C	PUITS d'AMONT source	PUITS à MUIRE grotte A	EAU extraite du trou de sonde	PUITS à MUIRE source de la grotte A	PUITS à MUIRE source de la grotte H
Degrés aérométriques..	4°	5°	5°	6°	9°	13°	20°
Densité..........	1,024	1,037	1,036	1,044	1,068	1,096	1,164

COMPOSITION DES EAUX SUR 1,000 GRAMMES.

	GR.	GR.	GR.	GR.	GR.	GR.	GR.
Carbonate de chaux....	0,093	0,091	0,105	0,106	0,132	0,001	» »
Carbonate de magnésie.	0,004	0,004	0,003	0,005	0,025	0,028	» »
Chlorure de magnésium.	0,222	0,440	0,427	0,531	0,535	1,080	0,190
Chlorure de potassium.	0,390	0,687	0,094	0,725	0,085	0,682	0,293
Chlorure de sodium....	27,416	41,576	40,231	50,233	50,846	118,775	202,300
Sulfate de chaux......	0,573	0,700	0,775	0,961	1,750	1,367	1,486
Sulfate de magnésie...	0,873	1,052	0,928	1,087	2,616	2,455	5,120
Sulfate de potasse.....	0,035	0,171	» »	0,001	0,225	0,480	» »
Sulfate de soude......	0,307	0,418	1,632	2,119	2,434	2,907	3,058
Bromure de potassium.	0,067	0,085	0,071	0,076	0,140	0,178	0,280
TOTAL.......	29,990	45,223	44,268	55,848	89,091	127,905	215,990

EAUX MÈRES.

Degrés aérométriques....... 30° | Densité.................. 1267

	ANALYSE DE M. DESFOSSES.	ANALYSE DE MM. DUMAS, FAVRE, PELOUSE.
Carbonate de chaux.....	» »	» »
Carbonate de magnésie..	» »	» »
Chlorure de magnésium..	37, 540	31, 750
Chlorure de potassium...	9, 570	31, 090
Chlorure de sodium.....	180, 420	157, 980
Sulfate de chaux........	» »	» »
Sulfate de magnésie.....	26, 764	19, 890
Sulfate de potasse......	3, 977	10, 140
Sulfate de soude........	59, 778	64, 170
Bromure de potassium...	0, 600	2, 700
TOTAL....	318, 159	317, 720

En opérant sur cette eau mère en 1860, M. le professeur Balard a reconnu qu'elle contenait 3 gr. 25 ct. de bromure de potassium, chiffre supérieur à celui qui figure dans les analyses précédentes.

Les sources minérales froides de Salins appartiennent à la classe des eaux chlorurées sodiques fortes dont le type est l'eau marine : placées sous une voûte immense dans l'enceinte de la saline de cette ville, elles forment trois groupes qui sourdent dans des récipients à 22 mètres de profondeur du sol, à travers les interstices des couches redressées du premier banc de Dolomie keuperienne ; à l'exclusion des autres sources qui ont été abandonnées à cause de leurs faibles degrés de minéralisation depuis les forages, je ne m'occuperai dans ce travail que de la source du puits à muire A, 4°, à cause de son abondance, de ses excellentes qualités, parce qu'elle suffit et s'accommodent à tous les besoins du service médical de l'Etablissement ; elle est employée exclusivement en boisson, pour les bains, les douches et la piscine. Elle fournit 2400 hectolitres par jour ; sa densité est de 3 à 4°. Cette variation dépend d'un défaut de captage qui laisse des filets d'eau douce affluer dans les récipients, mélange auquel il est facile de remédier sans causer de perturbation à l'émission de l'eau salée.

Propriétés physiques des eaux de la source du puits à muire A — 4° et des eaux mères de la saline de Salins. Produits chimiques.

Cette source contient 27 gr. 91 de chlorure de sodium et 0,067 de bromure de potassium sur 1000 grammes d'eau. Sa température invariable est de 11° 50°, elle ne gèle pas, n'est jamais troublée; son point d'ébullition est à 105°, sous une pression atmosphérique de 0,74; c'est l'eau de source salée la plus fortement minéralisée après celle de Salies en Béarn.

Des pompes aspirantes mues par des machines hydrauliques, pénètrent au moyen de trois forages à 240 mètres de profondeur sous le sol de la saline et ramènent chaque jour dans les bassins à évaporation 1500 hectolitres d'eau d'immersion minéralisée à 23°. Le résidu liquide après l'extraction du sel cristallisable, se nomme Eau mère et Mutter-Läuge en Allemagne. Dans une année son produit est de 7000 hectolitres à la saline de Salins qui fabrique 70,000 quintaux métriques de sel. Sur 50 kilog. de sel fabriqué on obtient environ 10 kilogr. d'eau mère.

L'analyse chimique des sources a été faite en 1827 par M. Desfosses, habile chimiste de Besançon. D'après les analyses de MM. Fabre, Pelouze et Dumas en 1847, qui furent vérifiées dix ans après, au laboratoire de chimie de la Faculté de Médecine de

Paris par M. Ossian Henri fils ; 1 litre d'eau mère renferme 157 gr. 980 de chlorure de sodium, 2 gr. 70 de bromure de potassium et un total de 317 gr. 720 de différents sels à base de soude, de magnésie, de chaux, de potasse; sels qu'on retrouve en partie dans les éléments minéraux des terrains qui surmontent les sources du défilé de Salins.

Cette eau mère contient 30 parties de sel sur 100, près d'un tiers du poids du liquide : elle a invariablement 30° de minéralisation : sa pesanteur spécifique est de 1, 267.

Dans le courant de 1860, M. le professeur Balard, auteur de la découverte du Brôme, a constaté dans un litre d'eau mère de Salins 3 gr. 22 de bromure de potassium sur lesquels 2 gr. 15 de brôme.

Ce produit de l'art autant que de la nature, présente à l'état d'une très-grande concentration, tous les sels contenus dans l'eau salée, après qu'elle a été extraite des trous de sonde, à l'exception du carbonate de chaux et du carbonate de magnésie. Cette dernière substance avec une addition de potasse, peut être obtenue dans sa plus grande pureté.

C'est également avec une machine hydraulique que l'on puise l'eau de source A - 4°, pour l'élever dans des réservoirs supérieurs; cette eau est limpide, transparente, inodore, inaltérable : sa saveur salée rappelle assez bien celle de l'eau contenue dans les huitres comestibles, en la chargeant de gaz acide carbonique, ainsi que cela se pratique à Salins, au moyen d'un appareil à forte pression, elle est plus facile à boire et à digérer, prise en boisson et à jeûn, à la dose d'un verre 2 à 3 décilitres, l'absorption par la muqueuse de l'estomac, fait jouir cette eau de propriétés altérantes; elle provoque l'appétit, excite l'activité des fonctions digestives; celles du foie, des reins et des organes secréteurs abdominaux; mais quand on la boit en plus grande quantité, dès le début du traitement et à doses rapprochées; elle irrite momentanément les cryptes muqueux gastro-intestinaux, occasionne pendant la journée, de la soif, quelques selles diarrhéïques sero-muqueuses sans colique ni flatuosités: une tension à l'estomac, une diminution d'appétit et de la secrétion urinaire qui augmente au contraire quand l'eau est tolérée.

L'eau mère emprunte sa température à celle de l'atmosphère, elle se présente sous l'apparence d'un liquide d'une couleur fauve, à demi-transparente, douce et onctueuse au toucher, comme de la lessive; elle donne ensuite à la peau exposée à l'air, une sensation de sécheresse et d'aridité passagère: cette eau qui laisse en tombant sur le plancher des traces semblables à des gouttes d'huile, est très-avide d'hygrométricité. De même que celle de la source, elle exerce une action très-corrosive sur les métaux oxidables, à l'état liquide comme à celui d'évaporation: ce n'est qu'après un certain temps qu'elle altère les couleurs végétales et des papiers réactifs.

On ne conseille point l'eau mère en boisson, à cause de sa saveur très-saumâtre, acre et nauséabonde et de la répugnance invincible qu'on éprouve à la boire : d'ailleurs son ingestion ne serait pas sans danger, elle occasionnerait des troubles digestifs et des superpurgations. Mais elle sert à fortifier les bains préparées avec l'eau de la source du puits à muire A - 4°, après que sa température a été élevée au moyen d'un appareil caléfacteur, sans faire éprouver d'altération aux éléments minéraux, en réduisant l'eau mère par une évaporation lente aux deux tiers de son volume, on obtient une masse cristalline confuse et concrète, de couleur grisâtre ; un kilogramme de ce sel représente trois litres d'eau mère. Il est employé, mélangé en certaines proportions avec l'eau commune, on le fait servir pour composer des bains à domicile, avec le chlorure de soude il conserve une grande partie de bromure de potassium, 2 gr. 1992 sur 1000, chlorure de sodium 519, 3705, je dois revenir sur ces analyses récentes, à la fin de mon travail, ainsi que sur celle des vapeurs condensées de l'eau du trou de sonde sur 1000 gr. Chlorure de sodium 34 gr. de magnésium 5 g. 5124, sulfate de soude 7, 3307, total 48 gr. 4994.

Action physiologique des Bains minéraux de Salins.

Dans les bains tièdes minéralisés à 3° avec l'eau de la source, les personnes en santé éprouvent généralement un sentiment de pesanteur sur tout le corps en raison de la densité du liquide, et celui d'un refroidissement de courte durée, nullement en rapport avec le degré de température de l'eau du bain. La peau molle, onctueuse, se couvre pendant les premiers jours d'un savonule animal, par la combinaison des sels de soude avec les corps gras des téguments; la peau est souvent le siége d'un prurit léger et d'une éruption éphémère, surtout chez les jeunes filles et les femmes qui ont la peau blanche et délicate : l'urine plus abondante devient alcaline d'acide qu'elle pouvait être auparavant; l'action excitante et tonique de ces bains se transmet des téguments au système digestif et à toutes les fonctions sécrétoires. L'appétit est plus vif, les digestions promptes: la respiration se fait avec plus d'amplitude; bientôt à ce mieux être se joint un sentiment de corroboration et de souplesse dans les membres qui dispose à se livrer à tous les exercices, sans qu'ils déterminent la fatigue habituelle : en résumé, le baigneur acquiert sous l'influence de cette balnéation, une augmentation de forces motrices et digestives.

Quoique la comparaison des effets produits par ces bains en santé avec l'état de maladie ne comporte pas des inductions rigoureuses, elles peuvent néanmoins avec de certaines réserves, servir de transition à l'étude des modifications que ce traitement apporte au lymphatisme et à ses formes morbides, affections qui font le sujet de ces recherches.

Lymphatisme. — Faiblesse de la constitution dans le bas âge. — Anémie. — Chlorose. — Enervation. — Disposition aux vices de conformation. — Diathèse strumeuse dans la 1re période de la vie.

Dans ses études sur les eaux mères et particulièrement sur celles de Salins, M. Durand-Fardel avance qu'elles doivent en France comme en Allemagne, entrer dans la pratique générale pour le cercle si bien circonscrit de la scrofule ou de l'état lymphatique, et dont l'extension légitime se présente d'abord dans le sens de la chlorose, de l'anémie, des débilités en général. Cette opinion qui fait partie du domaine de la Science, a été reproduite dans une série de mémoires sur les eaux chlorurées fortes de Salins, par MM. les docteurs Carrière, Becquerel, Léger, Aug. Dumoulin, V. Duboz, Germain Albert, etc. Tous ces documents auxquels je dois ajouter mes ouvrages et une longue pratique avec ces eaux minérales, m'autorisent à les considérer comme l'agent spécial de prophylaxie et de traitement du lymphatisme et de la faiblesse constitutionnelle dans la première période de la vie. La généralisation de cette Diathèse qui se multiplie au milieu de toutes les classes de la Société avec les affections qui en dépendent, donne à comprendre toute l'importance qui se rattache à cette médication hydro-minérale.

La constitution lymphatique est due à la prédominance des vaisseaux blancs et la faiblesse relative du système vasculaire artériel ; cette complexion affecte particulièrement le bas âge et l'enfance ; ses caractères généraux sont la mollesse des chairs, l'inertie et la blancheur de la peau, l'atonie des fonctions, d'assimilation et de l'hématose.

Cet état général produit la faiblesse de la constitution et aboutit définitivement à la première période de la scrofule, lorsque les enfants sont placés dans des conditions défavorables d'hygiène et de salubrité; tandis qu'on peut en prévenir l'explosion symptomatique en agissant dans le sens opposé à la nature de la maladie, au moyen du rétablissement de l'équilibre entre les vaisseaux blancs et le système capillaire artériel.

L'état lymphatique peut offrir quelques variétés et parcourir plusieurs degrés avant de se confondre avec la première période de la diathèse strumeuse, je vais les indiquer rapidement, afin de ne pas laisser d'incertitude sur le diagnostic, fixer l'attention des parents sur l'état de santé de leurs enfants, et que des soins éclairés soient donnés à propos, avec un succès complet.

Un sevrage forcé remplacé par une alimentation nullement en rapport avec l'état des voies digestives, le défaut de lumière et d'aération, la malpropreté, l'évolution lente et douloureuse de la première dentition, sont des éléments de débilitation, qui donnent lieu à la complexion lymphatique, chez les enfants en bas âge nés de parents robustes et à plus forte raison quand ceux-ci, ont une constitution faible et détériorée ;

Les attributs de lymphatisme, sont des cheveux blonds, des yeux bleus ; blancheur, transparence de la peau à travers laquelle se dessine la trace bleuâtre des veines, figure légérement bouffie, les chairs sont molles ; embonpoint factice causé par l'abondance d'un tissu cellulaire abreuvé de sucs lymphatiques, il arrondit les formes, efface les saillies osseuses. Secrétion exubérante de sérosité nasale, dentition tardive, elle provoque les gourmes au cuir chevelu, à la face et derrière les oreilles, et simultanément un engorgement indolent des glandes cervico maxillaires ; inapétence, soif, tension du ventre, diarrhée séreuse ou verdâtre, sécheresse, flaccidité de la peau ; l'embonpoint bientôt diminue et fait place à l'amaigrissement ; il contraste avec la grosseur des articulations des os longs, on dit alors que les enfants commencent à se nouer. Extrémités toujours froides, faiblesse musculaire, temps d'arrêt dans la croissance ; les enfants ne marchent que très-tard, encore le font-ils en se balançant sur les côtés à cause d'une énervation lombaire et de la forme arquée de leurs jambes.

Le lymphatisme affecte toutes es constitutions, on l'observe souvent chez les sujets qui ont les attributs du tempérament bilieux, cheveux noirs ou chatains, yeux noirs, peau brune et sèche, la couleur de la chevelure celle des yeux et de la peau varient selon les climats et l'hérédité ; en Angleterre, aux bords du Rhin, dans le nord de l'Europe, les cheveux sont blonds ou roux, la peau blanche, tandis qu'au midi de la France et dans les climats méridionaux la chevelure est noire.

Cette prédisposition n'épargne pas le tempérament nervoso-lymphatique signalé par une peau fine et délicate, des formes sveltes, un système adipeux et musculaire très-peu développé, des membres grêles, une intelligence précoce, la vivacité de l'esprit.

Il est difficile de tracer une limite entre le dernier terme du lymphatisme et la première période de la diathèse strumeuse. Cette transition s'opère plus ou moins progressivement, selon les conditions hygiéniques et de salubrité plus ou moins défavorables dans lesquelles les sujets prédisposés à cette diathèse se trouvent placés ; toutefois en tenant compte de la faiblesse constitutionnelle, le début a lieu ordinairement entre 7 à 14 ans ; il se manifeste par l'épatement du nez, la tuméfaction et l'hypertrophie de la lèvre supérieure, la peau qui la recouvre se gerce, devient érythémateuse au contact irritant d'une sérosité acre qui coule du nez. Cette sécrétion morbide provient d'un coryza habituel entretenu par une inflammation chronique de la muqueuse nasale : figure pâle, blafarde, bouffie ; liseré rougeâtre au bord des paupières ; blépharite subaigüe, yeux chassieux, la base de la mâchoire s'élargit, elle est encadrée de glandes indurées qui forment des bosselures autour du col ; froid habituel des pieds et des mains, les téguments qui les recouvrent deviennent en hiver le siège d'engelures, quelquefois elles s'ulcèrent, il en est de même des glandes par suite d'une inflammation passive qui s'empare de leur tissu ; il n'est pas rare de voir chez les enfants et dans la jeunesse la carie se déclarer aux os courts des mains, principalement à ceux des pieds. Cette dyscrasie exerce avec une égale intensité son influence fâcheuse sur les muqueuses extérieures, les glandes conglobées et le tissu spongieux des petites articulations ; dans tous les tissus où il existe un défaut de réaction vitale, une prédominance lymphatique, un ralentissement de la circulation veineuse en raison de la texture organique et de l'éloignement des principaux centres de la circulation.

Le lymphatisme propre aux jeunes gens qui ont les cheveux chatains, la peau brune, est le plus généralement héréditaire ; leur front est bas, la figure carrée, la machoire inférieure très-évasée et les pommettes saillantes, ils ont les pieds larges et plats, de grosses articulations, on les considère comme des sujets arriérés à cause de l'abaissement de leur intelligence qui semble être en rapport avec celui du front ; dans ce cas la viciation diathésique se porte de préférence sur le système osseux ; ils sont fréquemment atteints de déviations de la colonne vertébrale, de coxalgie, tumeurs blanches, ils deviennent bossus et boiteux.

Dans les premières années de la vie, le rachitisme n'a pas d'autre origine. Lorsqu'aux dispositions naturelles, on ajoute une alimentation malsaine ou insuffisante, le défaut de propreté et d'insolation, l'habitation dans un lieu bas, froid et humide, en un mot la misère.

C'est encore dans ces réduits obscurs et misérables qu'il n'est pas rare de trouver des enfants atteints de carreau, lorsqu'après une dentition difficile et prolongée, ou un sevrage prématuré ils sont nourris exclusivement avec des bouillies grossières et indigestes, la figure d'une couleur terreuse présente l'aspect de la décrépitude : le ventre est gros, tendu, les extrémités excessivement maigres. Dans cette forme morbide du lymphatisme, les enfants ont un dévoiement blanchâtre, séreux, d'ailleurs il est facile avec la palpation du ventre de constater l'engorgement des glandes du mesentère.

Il est encore des éléments de prédisposition différents de ceux qui précèdent ; je veux parler du tempérament lymphatico-nerveux ; il a pour caractère distinctif des cheveux blonds ou chatains d'une finesse extrême, un front proéminent et large, des yeux vifs qui réfléchissent un rayon d'intelligence ; constitution faible, membres grêles, formes sveltes ; impatience, irritabilité dans le caractère, vivacité dans les mouvements ; la plus légère émotion se trahit au-dehors, par la rougeur de la face : dentition douloureuse et presque toujours accompagnée d'accidents cérébraux et de mouvements convulsifs ; à l'époque de la puberté, dysménorrhée, troubles nerveux, un fatal horoscope s'adresse à ces enfants hâtifs, spirituels et aptes à l'étude ; on dit communément qu'ils ne vivront pas longtemps.

Quand ils ont de l'esprit les enfants vivent peu.
CASIMIR DELAVIGNE.

Au moment de la croissance, la poitrine est rétrécie, elle se resserre sur les côtés, bientôt les jeunes filles ont une toux sèche, maigrissent, leur respiration est courte, elles portent déjà le germe de la tuberculisation pulmonaire. Il en est de même de l'adolescent dont la peau fine et blanche, facilement transpirable, le dispose à s'enrhumer au moindre contact d'un air frais. Vient-il à croître trop rapidement, les épaules ailées s'écartent l'une de l'autre, et les poumons comme encaissés dans une poitrine latéralement comprimée, deviennent le siège de la tuberculose.

Au banquet de la vie infortunée convive
Il s'assied un moment et meurt.
GILBERT.

Souvent, à l'approche de la puberté, des filles d'une complexion phlegmatique, ont de l'annovexie, des appétits bizarres, elles recherchent avec avidité, les substances acides et refusent de manger la viande et les aliments substantiels ; elles maigrissent, la figure et les lèvres se décolorent, la peau froide et molle est sans vascularisation. La menstruation toujours tardive, s'établit d'une manière incomplète ; ce flux sanguin très-irrégulier parait à peine, sa couleur est sub rosâtre, cet état de choloro-anémie a pour cortège des nevroses digestives ou temporo-faciales, la leucorrhée, une débilitation de l'estomac et des fonctions organiques :

Le manque d'exercice et d'insolution, une vie sédentaire, une nourriture féculente dépourvue d'éléments substantiels et de réparation nutritive, des attitudes vicieuses habituelles, déterminent le relachement des ligaments vertébraux, la coxalgie, la torsion de la taille, les inflexions de la colonne épinière, la claudication et la mauvaise conformation. Avant d'instituer le traitement d'une maladie, il convient de se rendre compte autant qu'il est possible, du mode d'activité thérapeutique, mis en rapport avec les éléments morbides. Dans cette question on doit procéder par les notions élémentaires pour s'élever à celles qui sont complexes, en me conformant à cette méthode, je prends pour sujet de ces études, l'engelure et l'adénité torpide symptômes qui traduisent au-dehors la première période du lymphatisme. L'engelure est un état de subinflammation de la peau et du tissu cellulaire sous-jacent qui se déclare aux extrémités dans le jeune âge sous l'influence du froid humide, elle est produite par une stase veineuse dans des parties dépourvues de réaction vitale suffisante. Ces deux affections se développent sous l'influence des causes débilitantes et dans les complexions phlegmatiques. Ceux qui sont atteints d'engelures présentent une teinte d'un rouge violacé des mains et des pieds, elle caractérise avec le froid habituel des extrémités la prédominance et le ralentissement de la circulation veineuse ; il en est à peu près de même dans l'engorgement indolent des glandes conglobées : leur tissu formé d'un lacis de vaisseaux déliés, est abreuvé de sucs lymphatiques ; la circulation s'y trouve ralentie en raison de la texture de l'organe et de l'entrelacement des vaisseaux dans une trame celluleuse parcourue par un petit nombre de capillaires artériels.

Dans le but de rétablir les tissus dans leur état normal, l'indication est de recourir à des agents médicamentaux entièrement en antagonisme d'action avec la cause et la nature de la maladie, c'est-à-dire qu'ils doivent être susceptibles d'activer dans les parties, la circulation capillaire, la tonicité des tissus et l'absorption interstitielle ; or l'expérience démontre que les bains locaux et les topiques d'eau mère des salines répondent à ces indications curatives, en stimulant les téguments en rapport et par l'introduction au moyen de l'endosmose et de l'absorption cutanée, du chlorure de soude dans les veines. Ce sel en accélère la circulation parce qu'il est le stimulant physiologique du sang dans lequel il entre comme élément constituant. Par cette même faculté, il doit augmenter l'absorption interstitielle dans le tissu glandulaire double condition indispensable pour résoudre les engorgements passifs.

D'après ces explications, on conçoit d'autant mieux l'évolution des phénomènes morbides et ceux de résolution qu'ils se passent en quelque sorte sous nos yeux de manière à s'en rendre compte avec les notions les plus élémentaires de physiologie thérapeutique. En prenant pour point de départ l'action minérale topique, nous arrivons en la généralisant à tout l'organisme par l'emploi des bains et de l'eau chlorurée en boisson, à connaître les propriétés dynamiques et altérantes des eaux chloro-bromurées, non seulement elles modifient toute la constitution mais encore la vitalité des tissus morbides ainsi que leurs secrétions ; mais avant de porter un jugement sur ces grandes transformations, il importe de comparer l'état des malades avant et après le traitement ; en effet, c'est par les modifications qu'un agent médical fait subir à la santé des malades qu'on peut apprécier la valeur thérapeutique de cette médication dans des cas pathologiques semblables.

Dans cette galerie de tableaux nosologiques et d'observations que je vais présenter, figurent en tête un enfant d'une complexion lymphatique et une jeune fille qui se trouve dans la période de transition à la puberté, je les place tous les deux sous une ligne parallèle de traitement, chez l'un et l'autre, la prédominance séreuse sur l'artérialisation offre l'indication formelle de rétablir l'équilibration entre les vaisseaux blancs et les capillaires sanguins artériels par la reconstitution des globules rouges. Dans ces cas comme dans tous les autres qui font partie de cet ouvrage, on doit s'occuper principalement de l'état général, les altérations consécutives seront reléguées en second ordre.

L'étranger qui parcourt le jardin de l'établissement des bains de Salins dans la saison des eaux, ne manque pas de fixer son attention sur certains enfants, pâles, chétifs, débiles, qui ont des yeux bleus et la chevelure blonde; chez l'un d'eux, une collerette cache en partie un col blanc bosselé par de petites glandes; il a une marche lente, mal assurée, ses mains sont d'une teinte tirant sur le rougeâtre, probablement dans le courant de l'hiver, il a été atteint d'engelures aux extrémités; il présente manifestement un temps d'arrêt dans la croissance; non loin sous les mêmes ombrages, on voit des jeunes filles impubères, maigres, pâles, dont la figure est sans animation; elles ont les lèvres décolorées, la peau fine, d'un blanc mat est sans vascularisation; leur regard est morne, elles restent constamment assises, dans une attitude pensive; la marche les fatigue et leur cause de l'oppression; les jambes semblent fléchir sous le poids du corps. Si deux mois après cet étranger a l'occasion de visiter ces mêmes lieux et de revoir ces jeunes malades, il sera merveilleusement surpris des changements qui se sont opérés dans l'ensemble de leur constitution et de l'état des forces ; la vivacité du regard, l'expression animée de la figure, un teint rosé, la rougeur des lèvres, l'agilité et la souplesse dans la marche et les exercices du corps, forment un contraste frappant avec l'état d'apathie, de faiblesse et d'étiolement anémique dans lequel ils se trouvaient deux mois avant la première visite. On se demande, comment cette régénération de la constitution s'est-elle effectuée dans un temps si court ? On ne peut l'expliquer qu'en attribuant aux bains chloro-bromurés de Salins, à l'eau de la source en boisson et en topique, la faculté de réhabiliter l'activité des fonctions digestives, d'assimilation et de l'hématose : un sang enrichi de globules sanguins par une nutrition parfaite, porte son stimulus vital dans les appareils organiques et de relation, il remonte l'inervation des plexus ganglionnaires et ceux du système locomoteur, principe minéralisateur des sources de Salins, le chlorure de soude est le sel qui prédomine dans le sang, sa diminution et celle des globules est un des caractères anatomiques de l'anémie chlorotique, la présence de l'un et de l'autre en quantité normale devient un excitant normal de la circulation et de la vie organique. L'action topique de cette eau dans les engorgements indolents étant généralisée à tout l'organisme par les bains et la boisson de cette eau minérale, révèle en partie le secret de son efficacité thérapeutique.

On ne dira pas que les effets prodigieux que je viens de relater sont une pure création de l'esprit afin de faire prévaloir la puissance régénératrice des eaux de Salins. Les faits nombreux que nous allons observer sont aussi remarquables que concluants ; ils élèvent à la hauteur d'une démonstration les propriétés dynamo-plastiques et reconstituantes de ces eaux chloro-bromurées dans le traitement du lymphatisme. Dans le cours de ce travail, ces interprétations de physiologie thérapeutique, reviendront nécessairement à la suite de quelques-unes des observations.

OBSERVATIONS.

1re OBS. — Faiblesse de la constitution, lienterie, temps d'arrêt dans la croissance et la dentition.

Appoline Braud d'Arbois, dès sa naissance, a été mise en nourrice pendant 11 mois, aux environs de Salins ; après cette période de temps, elle fut sevrée : cette petite fille blonde, à chairs molles, était peu développée pour son âge, ne digérait pas, maigrissait ; elle était pâle, la peau sèche et flasque comme ridée ; ventre souple, selles séreuses, blanchâtres et fétides rendues presqu'immédiatement après avoir pris des aliments composés de fécules et de petites panades ; ses pieds toujours froids se renversaient dans tous les sens comme des corps inertes lorsqu'on la soutenait pour la mettre debout ; actuellement elle a 16 mois et le travail de la dentition n'a pas encore commencé ; cependant avant d'être sevrée, cette petite fille avait des chairs fermes, de bonnes digestions, de la force et de la vivacité dans les mouvements ; cette faiblesse radicale provient de l'usage d'aliments nullement en rapport avec l'état des voies digestives et d'un flux lientérique très-fréquent ; par le défaut de réparation nutritive, cette petite fille a été conduite à un état de maigreur extrême et de faiblesse générale. Trois mois après le sevrage on la plongea deux fois par jour et durant une heure dans un bain tiède avec addition d'un douzième puis d'un quart d'eau mère ; au 21e jour de ce traitement qui fut continué encore 2 semaines, une égale caloricité était répandue dans tout le corps, l'enfant se tenait debout et portait vivement les pieds en avant, lorsqu'on la soutenait pour l'aider à marcher ; ses chairs se raffermirent, les selles régulières devinrent de bonne nature, la figure portait l'empreinte de la santé et six semaines après, le poids du corps avait augmenté d'un kilogramme. Dans cet état de restauration que favorisa une alimentation plus substantielle appropriée à ses organes digestifs ; la sortie des deux premières dents incisives s'effectua sans le moindre dérangement dans les fonctions, elle a grandi comme les autres enfants de son âge. Cette observation met en évidence la propriété que les bains minéraux de Salins exercent sur les organes de réparation nutritive et le système nerveux rachidien. On remarquera la spécialisation de ces bains, chez les enfants en bas âge, dont l'évolution dentaire et l'accroissement, sont arrêtés par le mauvais état des voies digestives et la faiblesse anémique de la constitution. J'aurai plus d'une fois l'occasion de rappeler avec quelle facilité les enfants tolèrent une très-forte minéralisation dans leurs bains, faculté qu'ils doivent à un haut degré de lymphatisme et à l'abaissement des éléments de réaction vitale.

2e OBS. — **Enervation, lienterie, temps d'arrêt dans la croissance et l'ossification, éréthisme.**

Mlle Emm. C... de Besançon, deux ans et demi, complexion lymphathico-nerveuse : cheveux blonds, peau fine, délicate sans traces de vaisseaux, pâleur, légère bouffisure de la face et des pieds ; ils sont d'une petitesse très-remarquable ; membres grêles toujours froids, empâtés dans un tissu cellulaire sans élasticité : temps d'arrêt dans l'ossification et la croissance ; la faiblesse est si grande que l'enfant se heurte les pieds contre le moindre obstacle et tombe. Cette énervation musculaire oblige de la porter pour éviter la fréquence des chûtes, innapétence, diarrhée séreuse, parfois verdâtre, ventre souple ; on sent à travers ses parois quelques indurations des glandes du mesentère. La moindre contrariété donne à cette enfant de vives impatiences, des attaques de nerfs ; pendant le sommeil elle éprouve des tressaillements, de l'agitation. A sa naissance, elle pesait 1500 grammes ; des enveloppements dans la flanelle chauffée ; une nourrice jeune et robuste ; l'air pur des montagnes, une extrême propreté rien ne fut négligé pour fortifier cette frêle existence ; Emm. C... fut sevrée à onze mois et ramenée chez ses parents ou les mêmes soins hygiéniques furent continués, on lui fit prendre du sirop de portal, du phosphate de chaux avant ses petits repas composés de bouillons nourrissants et de vin de Bordeaux tempéré avec de l'eau sucrée, elle fut mise dans des bains de sel de mer gélatineux, la dentition se fit sans accidents graves, si ce n'est un accroissement dans le flux lientérique. En septembre 1859, ses parents la conduisirent à Salins et sous ma surveillance, on lui administra des bains chlorurés durant une saison de 27 jours ; les six premiers étaient préparés avec l'eau de la source du puits à muire dans laquelle on ajoutait un tiers d'eau commune et de l'amidon ; leur température fut maintenue invariablement à 29° c., elle y restait une demi heure, on augmenta la durée du bain et sa minéralisation, à la fin du traitement elle était de 4°, la malade restait une heure dans l'eau, ils furent bien tolérés, si ce n'est dans les derniers temps, qu'ils occasionnèrent un peu de prurit et une rougeur passagère aux cuisses et aux fesses.

Voici les améliorations obtenues à la fin du traitement, plus de bouffissure à la face et d'œdème aux pieds ; Appétit incessant, bonnes digestions, une ou deux selles naturelles dans la journée, ventre souple et à l'état normal ; l'enfant marche sans traîner les pieds, elle ne veut plus être porté sur les bras, précaution désormais inutile ; le système musculaire naguère frappé d'inertie, a repris de la tonicité d'une manière très-remarquable ; les chairs sont fermes, le tissu osseux se développe, elle a moins d'irritation et d'impatience ; sédation du système nerveux. J'ai appris de madame sa mère, dans le courant de mars puis de septembre 1860, qu'Emm. étonnait tout le monde qui l'avait connue avant son traitement, par son air de santé ; elle a grandi, suit les classes dans un pensionnat de la ville, se mêle avec vivacité à tous les jeux des petites filles de son âge, son poids était alors de 23 kilogrammes, auparavant les bains elle en pesait à peu près moitié moins.

La corroboration générale, la guérison de la lienterie cause et effet de l'épuisement des forces, la résolution de l'engorgement mésentérique ; la sédation du système nerveux, furent subordonnées à l'innervation des plexus ganglionnaires de la vie végétative ; de ce point de support, foyer de réparation nutritive, l'afflux nerveux s'irradia sur la moëlle épinière, c'est toujours le même cercle d'interprétations dans lequel se renferment les propriétés dynamo-plastiques que nous reconnaissons aux eaux chloro-bromurées de Salins, elles s'adresseront également d'une manière toute spéciale à l'enfant sujet de l'observation suivante. Il me reste encore à ajouter que j'ai du limiter à 4°, la minéralisation des bains dans la crainte de provoquer des accidents nerveux, tandis que dans une constitution lymphatico-torpide, l'indication aurait été remplie en minéralisant le bain à 8°.

3° OBS. — **Enervation absolue. — Dernier degré d'anémie. — Lienterie.**

La petite fille B... âgée d'un an, née de parents d'une constitution faible, maladive et lymphatique, a été sevrée en juin 1859 ; ses membres excessivement grêles sont entièrement privés de motilité, ils ressemblent à ceux d'un mannequin et n'ont de mouvement que celui qui leur est communiqué ; la peau qui les recouvre d'un blanc sâle, est sèche, flasque, sans élasticité ; la tête tombe de son propre poids en avant et sur les épaules, si elle n'est pas appuyée, les paupières supérieures restent affaissées sur les yeux après qu'on les a soulevées. Innapétence, ventre un peu tendu, diarrhée séreuse blanchâtre alternant avec la constipation ; l'enfant est nourrie avec des bouillons, des aliments liquides choisis parmi ceux qu'elle digère le mieux, ils sont pris en petite quantité et accomodés à son état d'inertie générale et fonctionnelle ; travail lent et imparfait de la première dentition. Comme madame sa mère suivait un traitement à l'établissement minéral de Salins, je l'ai engagée à tenir son enfant dans son bain préparé avec l'eau de la source du puits à muire ; la petite y restait 20 minutes, avec des additions successives d'eau mère, le bain fut minéralisé de 2° à 4°, il avait 30° c. de température. A la fin de cette balnéation chloro-bromurée qui dura une période de 25 jours, des démangeaisons et un peu de rougeur à la peau, obligèrent de la cesser, mais on avait dépassé toutes les espérances qu'on osait à peine se promettre, la constitution de l'enfant B... avait été fortifiée et modifiée profondément; quinze jours après son traitement, le réveil des fonctions digestives se manifesta par un appétit très-vif, elle prenait avec empressement des bouillons et des potages de plus en plus nourrissants; la diarrhée avait cessé, les chairs étaient moins flasques, la tonicité du tube alimentaire ranimée par les bains minéraux, se réfléchissait sur le système musculaire, l'enfant exécutait avec vivacité des mouvements volontaires, elle tenait sa tête droite et ses yeux ouverts. La première dentition se fit d'une manière prompte et complète; cette petite fille grasse et potelée avait le teint de la santé, en mars 1860, elle marchait dans les appartements à l'aide d'un bras. Avec la continuation de l'appétit et des bonnes digestions, elle devint de plus en plus forte; avant les bains de Salins, elle pesait 6 kilogrammes, au printemps de 1860, son poids était de 14 kilogrammes.

Il est certain que sans l'emploi de cette médication hydro-minérale qui ranima par ses propriétés reconstituantes, le feu de la vie prêt à s'éteindre; cette petite fille n'aurait pas tardé de périr sous la double influence de l'inertie des fonctions d'assimilation et de l'appauvrissement consécutif du sang dépouillé de ses éléments d'excitation vitale.

On se convaincra en lisant ces observations du haut degré de spécialisation de ces bains bromurés, lorsqu'à défaut de réparation nutritive dans le bas âge, la croissance est arrêtée en même temps que l'anémie et la débilitation font de rapides progrès.

4e OBS. — Lymphatisme exagéré, nevropathie anémique.

Mlle D... de Dôle (Jura) 6 ans, constitution lymphatico-nerveuse, anémique, débilitation, flaccidité des chairs, peau sèche, d'une couleur sâle; lèvres décolorées, pâleur de la face, enflure et froid des extrémités inférieures; cet enfant a éprouvé, il y a un an, une fièvre cérébrale très-grave, la convalescence la laissa dans un dégoût invincible pour tous les aliments qu'elle refusait, circonstance qui explique le marasme par défaut d'éléments nutritifs : impatiente, capricieuse, d'une faiblesse extrême; l'irritabilité de son caractère était si grande que la moindre contrariété la mettait dans un état d'agitation, voisin des convulsions. Le 14 juillet 1851 jour de son arrivée aux bains de Salins elle pesait 14 kilogrammes, chaque jour à dater de cette époque jusqu'au 30 de ce mois, cette jeune fille fut mise durant une heure et demie, dans un bain à 28° c., il fut minéralisé avec des additions d'eau mère depuis 5 jusqu'à 12°; après les trois premiers bains, la tolérance des eaux fut établie, dès ce moment l'appétit commença à se prononcer sur tous les aliments indistinctement, qu'elle digérait parfaitement bien; le besoin de manger devint si pressant qu'on fut obligé de lui faire prendre plusieurs petits repas dans les 24 heures, et même dans le bain, autrement elle aurait éprouvé des défaillances; cette petite demoiselle avant de terminer sa courte saison aux bains de Salins avait déjà repris des forces et de l'animation dans la figure, et quelques jours après elle pesait 3 kilogrammes de plus qu'auparavant son arrivée à Salins :

On est surpris avec quelle facilité et malgré l'état d'éréthisme cette jeune fille a pu supporter un si haut degré de minéralisation chloro-bromurée, si nous ne savions pas que généralement cette tolérance a lieu dans peu de temps, chez les enfants en bas âge d'une constitution lymphatique, c'est à l'aptitude de tolérer une minéralisation aussi puissante qu'on doit attribuer la promptitude et les effets prodigieux de cette médication hydro minérale dont l'efficacité ne peut être recusée dans les affections lymphatiques du bas âge et la convalescence des maladies graves qui portent une atteinte profonde à l'hématose et à l'inervation.

5e OBS. — Engorgement mésentérique, lienterie, 1re période du rachitisme.

Mlle H. G. de Salins, 3 ans, constitution grêle et

lymphatique : la mère et l'un de ses frères ont succombé à la tuberculisation pulmonaire. Malgré les soins empressés qu'elle a reçus dans sa famille, cette petite fille était réduite au dernier état de maigreur ; flaccidité des chairs, réfroidissement de tout le corps, inappétence, inertie de la peau, elle est sèche, ridée comme flétrie ; commencement de courbure des os longs, tuméfaction de leurs extrémités spongieuses, muguet habituel, ventre tendu, rénitent ; à travers ses parois, on distingue par la pression plusieurs glandes indurées dans le mesentère, diarrhée séreuse et grisâtre, elle occasionne par son contact un érythème aux téguments des fesses et des cuisses ; cette enfant fut placée à la campagne dans une maison amie de ses parents, et dans l'espace de vingt jours consécutifs, elle fut mise deux fois par jour et durant une demi heure à une heure dans un bain à 30° c. avec addition d'amidon et d'eau mère de la saline de Salins. Les bains furent d'abord minéralisés à 1°, puis progressivement à 5° à la fin du traitement ; peu de temps après qu'il fut terminé, H. G. demandait incessamment des aliments, ils étaient bien digérés et ne provoquaient plus la diarrhée. Bientôt le teint de cette petite fille s'anima, la peau devint souple et d'une température normale, les rides s'effacèrent, des chairs fermes et une vigueur nouvelle succédèrent à l'atonie et à la flaccidité des membres, le ventre s'assouplit et ne présenta plus que des traces imperceptibles d'engorgement mésentérique; la courbure des os longs fut lente à s'effectuer ; la petite fille commença à marcher ce qu'elle ne pouvait faire avant le traitement qui fut renouvelé pendant deux ans consécutifs, avec le concours d'un bon régime, de toniques fixes et de soins hygiéniques, on parvint à neutraliser les éléments de débilitation et de lymphatisme attachés à cette constitution qui la prédisposait au rachitisme, et peut être à la tuberculisation pulmonaire, dont deux personnes de sa famille avaient été victimes.

En 1860, H. G. âgée maintenant de 19 ans avait présenté des symptômes de chloro-anémie. Les ferrugineux, les amers, au lieu de fortifier l'estomac ne firent que d'augmenter son état d'atonie. L'habitation, les courses et des travaux dans la campagne, fortifièrent sa constitution, maintenant elle présente tous les attributs de la santé.

6e OBS. — Lymphatisme, engorgement chronique des glandes du mésentère.

Mlle Do... de Salins, constitution lymphatique, 12 ans est atteinte depuis l'âge de 10 ans d'engorgement des glandes du mésentère; pauvre orpheline, elle fut admise à l'hôpital de cette ville ; à son arrivée, il fut facile de constater l'engorgement subaigu des glandes mésentériques par la pression exercée profondément sur le ventre ; figure pâle, membres grêles, amaigris, dans un état de flaccidité et de refroidissement ; émaciation de tout le corps, ventre

4

chaux, dur, et proéminent, innapétence, vomissements glaireux, déjections liquides fréquentes de couleur grisâtre, vitesse dans le pouls, facile à déprimer, peau sèche, frissons vagues, insomnie. Pendant 30 jours cette jeune fille fut mise dans un bain à 32° c. pendant une heure et demie avec un septième, et vers la fin du traitement avec le mélange d'un tiers d'eau mère. Le ventre avait repris son volume et sa souplesse naturels, ses digestions étaient bonnes et ses selles régulières, elle avait acquis un peu de teint et de chairs ; je l'ai revue quelque temps après dans des conditions favorables de santé qui donnent à croire qu'elle n'avait plus d'engorgement glandulaire dans le mésentère. Cette hypertrophie de glandes n'est qu'un mode de transformation du lymphatisme exagéré de même que le tubercule strumeux ; ce rapport d'origine étant admis ainsi que l'occasion me sera fournie de le démontrer, je ne vois pas pourquoi le traitement qui convient au carreau ne serait pas un agent sinon curatif, du moins préservatif de la tuberculisation. Les maladies qui ont une origine commune exigent ordinairement une médication semblable.

7e OBS. — **Coxalgie, station impossible. Claudication. Guérison durant 6 semaines avec les bains et les douches d'eau chlorurée.**

Mlle B... de Salins 2 ans et demi, née de parents lymphatiques, elle a hérité de leur constitution, cheveux chatains, peau blanche, chairs molles, systèmes musculaire et osseux peu développés, énervation, vive impressionnabilité, accidents nerveux, névropathie. Après la dentition, qui se passa sans troubles fonctionnels bien remarquables, l'énervation augmenta, il survint une douleur coxalgique du côté gauche, fût elle causée par une chûte? c'est ce que j'ignore, il est probable : depuis cette époque, elle fait quelques pas en boitant dans la chambre, mais au dehors, on est obligé de la porter ou de la promener dans une petite voiture ; bientôt cette claudication du côté gauche devint plus forte ; il survint des douleurs vives dans le genou et la hanche de ce côté, au point qu'elle ne pouvait se porter sur le membre qu'elle tenait dans un état permanent de demi flexion, on le ramenait à l'extension, sans causer de trop grandes souffrances ; il en était de même, lorsque des mouvements étaient imprimés en sens divers à cette articulation coxofémorale, les muscles fessiers correspondants formaient une tumeur arrondie, elle s'effaçait par l'extension du membre ; inapétence complète, dégoût des aliments, à l'exception du laitage. Les douleurs de la hanche, surtout du genou, revenaient avec intensité pendant la nuit et privaient cette enfant d'un sommeil réparateur dont elle avait d'autant plus besoin qu'elle ne se nourrissait qu'avec un peu de lait sucré. Dans cet état d'étiolement et de coxalgie, on lui fit prendre d'après mes conseils 36 bains chlorurés et 24 douches dirigées sur la hanche malade ; ce traitement qui fut divisé en deux saisons avec interruption de 3 semaines, eut lieu dans les mois de juillet et de septembre en 1860 ; d'abord avec l'eau minérale de la source tempérée avec un tiers d'eau commune et mélange d'amidon, ensuite et progressivement la minéralisation fut élevée à 4°. Les premiers bains ne produisirent aucune amélioration, la petite malade semblait au contraire plus affaiblie, mais dès le 12e jour du traitement, on cessa de la porter à l'établissement des bains ; elle se tenait debout, marchait à l'aide d'un bras pour la soutenir ; en septembre, à la fin de la dernière saison des eaux, elle parcourait seule à pied les allées du jardin de l'établissement. Les temps froids et humides du mois de novembre, lui firent perdre une partie du bénéfice curatif. Si la maladie n'a pas été guérie entièrement, du moins elle est arrêtée dans ses progrès, au lieu d'aboutir à une luxation spontanée iléo-fémorale, le mal se renferme dans les limites d'une arthropathie. Le premier succès que les eaux procurèrent dans les mois de septembre et d'octobre, donne à espérer qu'il sera complet et durable après deux saisons de ce même traitement dans la belle saison de 1861, cette petite fille est dans un état général d'amélioration malgré les froids rigoureux de cet hiver. Cette coxalgie provenait-elle d'une hypérémie de la membrane synoviale, d'un relâchement de ligaments et de la capsule articulaire ? j'incline à croire à ces derniers éléments pathologiques ;

le demi succès de cette médication hydro-thérapique est dans le cas de justifier ce diagnostic et les propriétés que nous reconnaissons à ces eaux et à leur mode d'administration. On peut avancer, sans crainte d'être démenti ensuite par les faits, que Mlle B... aurait définitivement été atteinte de claudication par suite de luxation spontanée, si ce traitement n'avait pas été administré avec persévérance, j'ajoute qu'il doit être considéré comme l'agent spécial de prophylaxie dans tous les cas semblables. Ces eaux offrent également une indication très-légitime au sujet de la torsion de la taille parmi les jeunes filles, dans le commencement des inflexions vicieuses de l'épine dorsale et le début du rachitisme. Comme nous l'avons signalé dans une observation précédente, le fait que je vais citer servira encore à faire prévaloir cette prophylaxie hygiénique.

8e OBS. — **Blépharo-Kératrite, anémie, adénite sous-maxillaire. Commencement de déviation de l'épine dorsale.**

H. Ber... 6 ans, de Salins, brune, chairs blanches et molles, figure, lèvres anémiques, constitution grêle et lymphatique; habite une chambre basse humide et obscure, elle est atteinte depuis 18 mois d'adénite sous-maxillaire indolente de blépharo-Kératrite avec opacité d'une partie de la cornée transparente et de photophobie. Une sérosité acide, coule des ouvertures nasales, elle entretient une rougeur inflammatoire et des gerçures aux téguments de la lèvre supérieure continuellement en contact avec cette humeur corrosive ; figure et lèvres décolorées, anémie, faiblesse, dyspepsie, ventre tendu, rénitent, diarrhée, helminthiase, tuméfaction de l'articulation cubito-radiale. Dans le printemps de 1853, on remarqua chez la jeune malade une déviation très-sensible de l'épine dorsale du côté gauche, elle était de 2 centimètres, l'origine de ces diverses lésions, se rattachait à une viciation lymphatique héréditaire ; c'est à la source de la diathèse qu'il fallait remonter pour attaquer l'élément générateur des lésions morbides qui prenaient différentes formes selon les tissus qu'elles occupaient ; en dernier lieu, le siège de l'une d'elles était dans le système osseux des vertèbres du dos et à l'extrémité spongieuse et inférieure du cubitus gauche. D'après les résultats obtenus en pareils cas, il n'y avait pas d'hésitation à faire servir à cette régénération constitutionnelle, les eaux chloro-bromurées de Salins, fortifiées par les eaux mères. On administra à cette petite fille, une série de 32 bains, à la température de 30° c., ils étaient minéralisés à 3° et 5°. L'enfant fut soumise à un régime tonique et restaurant autant que le permettait l'état de cultivateur de ses parents. L'effet de cette médication minérale fut la guérison successive des lésions morbides que nous avons signalées ; on obtint définitivement le bénéfice curatif, deux mois après la terminaison du traitement, plus tard encore l'épine dorsale participa à la corroboration générale ; elle avait repris sa rectitude et sa conformation naturelle ; depuis ce temps l'enfant B... pleine de santé et de force, n'a éprouvé aucun retour de ces diverses affections pathologiques d'une nature assez grave pour produire une gibbosité et la priver de la vue qui lui fut rendue complètement par la régénération de l'état de viciation constitutionnelle.

J'ai choisi cette observation au milieu de beaucoup d'autres qui avaient avec celle-ci des analogies d'origine et de symptomatologie, afin de montrer tout le parti avantageux qu'on peut tirer de ces eaux chlorurées pour prévenir et arrêter dans le jeune âge le développement de certaines maladies diathésiques qu'on serait dans la suite, impuissant à guérir dans un âge plus avancé ; de ce nombre sont les inflexions vicieuses de la colonne épinière observées si communément chez les enfants lymphatiques et surtout chez les jeunes personnes à chairs blanches et molles qui prennent à l'époque de l'établissement des règles, un rapide accroissement ; il survient ce qu'on est convenu d'appeler une torsion de la taille, ou bien les ligaments peri-vertébraux abreuvés de sucs blancs, se relâchent ; les faisceaux musculaires groupés autour des articulations des vertèbres perdent de leur tonicité ou sont dans un état d'antagonisme ; dans l'une et l'autre supposition, il s'en suit les déviations spinales ou la torsion de la taille à l'occasion d'attitudes vicieuses permanentes, d'une vie sédentaire et d'un régime débilitant. Quel traitement prophylactique et curatif remplirait mieux les indications que présente la scoliose au début ou toute autre difformité de l'épine dorsale ? Le succès curatif obtenu par la jeune B... parle assez haut pour répondre de la manière la plus satisfaisante à cette question de thérapeutique : c'est à la puissance dynamique et reconstituante de ces eaux, administrées pendant une certaine période de temps à la température de 28 à 30°, qu'on doit reconnaître la propriété d'avoir guéri radicalement cette déviation vertébrale et le gonflement de l'extrémité spongieuse du cubitus qui était revenu à son volume naturel. Cette hydro-thérapie chlorurée trouve un auxiliaire puissant dans l'hygiène, le régime et l'exercice, mais principalement dans la douche dirigée avec prudence sur les côtés et le long de la gouttière vertébrale. On remarquera que je ne me suis pas occupé de l'adénite sous maxillaire ainsi que de la blépharite : étant bien persuadé que les lésions secondaires devaient se guérir puisque la cause qui les avait engendrées n'existait plus. *Causà, sublatà, tollitur effectus.* La fille B... a maintenant 15 ans, sa taille est régulière elle est grande, se porte bien et l'épine dorsale n'offre pas de déviations.

9e OBS. — **Chorrée. Anémie.**

Mlle Bess... (Jura) âgée de 9 ans, tempérament lymphatico-nerveux, a été épouvantée à l'âge de 6 ans ; à la suite de cette frayeur, elle devint très-irritable, impatiente, sommeil agité, réveil en sursaut, etc., impossibilité de fixer son attention sur un objet quelconque et de rester un moment en place, mouvement chorréiques continus, involontaires, désordonnés du côté droit du corps, grimaces, oscillation du globe oculaire, balancement dans la marche qui la fatigue et l'oblige de garder la position horizontale pendant une partie de la journée, annorexie, appétit bizarre, goût capricieux, désir des acides et des fruits verts, pâleur de la face, décoloration des lèvres, battements du cœur mous, ondulents ; nutrition vicieuse, incomplète, anémie consécutive. Inutile de citer tous les moyens qui ont été employés pour guérir cette jeune demoiselle même en y comprenant les bains sulfureux, les immersions et les douches d'eau froide, leur insuccès détermina ses parents à la conduire à l'établissement minéral de Salins où elle fut traitée pendant une saison de 21 jours, avec l'eau de la source en boisson et les bains chlorurés, leur température était de 28° c., ils furent minéralisés par des additions successives d'eau mère à 2 et 4° ; à mesure que le traitement progressait, on vit avec satisfaction les mouvements se coordonner, devenir volontaires et le calme le plus complet succéder à l'agitation perpétuelle du côté droit du corps ; elle avait de l'appétit et mangeait indistinctement de toute espèce d'aliments. Un an après j'ai vu Mlle Bess... à Salins, elle était forte et grande pour son âge, son teint et ses lèvres avaient le coloris de la santé, elle faisait de longues marches dans les montagnes, sans en éprouver de fatigue. La sédation du système nerveux spinal a fait des progrès à mesure que les fonctions digestives acquéraient un nouveau degré d'activité et d'énergie, sous l'influence régénératrice de la balnéation chlorurée. La malade pouvait satisfaire son appétit avec une nourriture confortable et l'usage du bon vin rouge à ses repas. Ainsi l'assimilation complète des éléments nutritifs, en restituant au sang ses globules et son stimulus vital, a fait disparaître l'anémie, l'état de faiblesse et d'énervation qui disposait aux perturbations du système nerveux rachidien ; les mouvements désordonnés ont été régularisés et soumis à la volonté par la puissance hématosique et coordinatrice des eaux chlorurées de Salins, d'après l'axiome toujours vrai d'hippocrate. *Sanguis nervorum moderator et frænum.*

10e OBS. — **Enervation spino-ganglionnaire, chloro-anémie, chorrée-anémie.**

Madame C... de Vesoul, constitution nervoso-lymphatique. Il y a quelques années qu'elle fut prise sans cause connue, de douleurs lombaires excessives suivies d'énervation dans les extrémités inférieures ; après avoir fait quelques pas dans ses appartements, elle était obligée de s'asseoir tant elle était fatiguée et oppressée, elle avait la figure pâle, exprimant la souffrance, les lèvres décolorées, le pouls était petit, faible, des bruits de souffle se faisaient entendre dans le cœur; la leucorrhée, la dyspepsie et une gastralgie habituelle augmentaient encore son état de souffrance et de débilitation; les eaux de Bourbonne, l'hydro-thérapie, n'apportèrent aucun changement à sa triste position; sans s'occuper davantage de sa santé qu'elle désespérait d'améliorer, elle conduisit en 1852 à Salins, son fils âgé de 10 ans, pour fortifier sa constitution débile et le guérir de mouvements nerveux involontaires, de dyspepsie anémique, à laquelle se joignait une toux nerveuse laryngée: chaque matin il buvait à jeun, un verre d'eau de la source mitigée avec de la tisane de guimauve, il prenait ensuite un bain sodo-bromurée à la température de 28° c. Ce traitement le guérit bien vite de la chorrée dont il était atteint depuis plus de six mois, avec le retour de l'appétit, de bonnes digestions, les forces et les chairs commencèrent également à revenir, il ne toussait plus et se livrait à tous les exercices de son âge. A ma sollicitation et encouragée par le beau succès obtenu aussi promptement par ces eaux dans la cure de son fils, madame C... se décida à suivre le même traitement. On peut dire sans exagération qu'il lui fut non moins favorable qu'à son fils eu égard à l'ancienneté de la maladie et aux altérations profondes qu'elle avait laissées dans l'organisme; toutes les affections dont j'ai parlé plus haut firent place à la santé la plus parfaite. Auparavant le traitement, Mme C... était oppressée, pâle, anémique, ne pouvant à peine digérer que de légers aliments sans réveiller les douleurs gastralgiques, elle sentait fléchir ses jambes sous elle, quand elle montait un escalier, et se condamnait à une inaction d'autant plus nuisible à sa santé qu'elle se prolongeait davantage.

Avant de partir de Salins, madame C... gravissait avec son fils les lieux les plus élevés de cette gorge profonde de nos montagnes; chaque jour elle faisait des promenades de deux à trois heures et s'en trouvait très-bien; son appétit était si vif, qu'elle ne pouvait attendre l'heure fixée pour les repas sans prendre quelques légers aliments. Le traitement des deux malades fut de quarante jours. Les bains minéralisés d'abord à 2°, finirent par s'élever à 10°, c'est-à-dire le tiers de la minéralisation de l'eau mère de la saline; ils furent parfaitement supportés. La tolérance donne la mesure du bénéfice curatif attaché à cette balnéation, le succès fondé sur cette prévision a été bien au-delà de toutes les espérances les plus légitimes.

Toutes ces affections en apparence si diverses, découlent d'une source commune, l'appauvrissement du sang, seulement elles prennent des formes différentes, en rapport avec l'âge, le sexe, l'idiosyncrasie, le genre de vie et les conditions sociales. L'indication thérapeutique est la même, il s'agit de remonter l'activité des fonctions digestives tombées dans un état d'inertie, et de parvenir au moyen d'élaborations complètes de sucs digestifs à les vitaliser par la décarbonisation pulmonaire, elle restitue à la circulation ses globules sanguins, le fer et le cruor qui sont en défaut ; ces deux faits réunis, viennent confirmer la justesse et l'exactitude de cette proposition que je ne puis m'empêcher de reproduire, parce qu'elle est la base de toutes les indications dans le traitement des affections chroniques caractérisées par une prédominance lymphatique.

11° OBS. — **Paralysie partielle du mouvement dë la jambe et du pied droit. Spermatorrhée, énervation constitutionnelle.**

M. G... 18 ans, constitution lymphatique nerveuse et délicate, taille svelte, a grandi beaucoup depuis deux ans, alors qu'il terminait ses études, il se livra avec passion aux jouissances de l'amour, fut atteint de spermatorrhée et d'anémie, affections qui aggravèrent l'état d'énervation dans lequel il se trouvait conjointement avec une croissance rapide. Dans le mois de juillet 1856, et sans autres causes connues appréciables, il s'apperçut que dans la marche il traînait le pied droit qui se tournait involontairement en dehors, il ne pouvait soulever du sol les doigts de cette extrémité et accusait dans le pied, de l'engourdissement, des fourmillements, un froid habituel et de vives douleurs qui se prolongeaient par élancements jusqu'à la tête du péroné. Ces symptômes qui se firent sentir à un degré plus faible, à la main et au bras droit, dépendaient d'après toutes les probabilités, d'une énervation rachidienne qui portait spécialement sur les nerfs poplité, plantaire externe ainsi que sur les extenseurs des doigts du pied; il avait souvent des pollutions nocturnes qui l'affaiblissaient; on lui fit prendre en août 1859, 21 bains à 28° c. minéralisés à 6° et dont la durée était d'une heure et demie à deux heures et 14 douches écossaises de 8 minutes à un quart d'heure, elles étaient dirigées sur la région dorso-lombaire, le trajet du nerf sciatique poplité externe et sous la plante du pied malade; les 12 premiers bains ne procurèrent aucun soulagement, la faiblesse paraissait même plus grande au point qu'il se proposait d'abandonner le traitement, mais le retour lent et progressif de la motilité, une marche plus facile, la diminution des douleurs et de la spermatorrhée, la corroboration générale l'engagèrent à continuer les bains et les douches pendant 21 jours selon le mode d'administration que j'ai indiqué. Voici, ce que M. G... m'écrivit à la date du 31 octobre deux mois après son traitement.

« J'étais aux deux tiers rétabli en quittant Salins,
» trois semaines au plus ont suffi pour guérir com-
» plètement l'engourdissement et la faiblesse nerveuse
» que j'éprouvais depuis trois mois au pied et à la
» jambe droite, la marche est parfaitement régulière,
» mon pied même, qui présentait les signes les

» plus caractéristiques de la faiblesse, est maintenant » très-ferme dans la marche, je suis doublement » flatté que l'expérience ait consacré pour moi l'ex- » cellence des bains de Salins employés comme » moyen de guérison aussi prompte que radicale. »

Je puis ajouter que M. G... a été guéri sans récidive de sa spermathorrée et de son état d'anémie, en sorte qu'il jugea inutile de recourir au traitement par ces mêmes eaux, que je lui avais conseillé de nouveau en cas de récidive.

On sait que les jouissances précoces dans la jeunesse, les pollutions et surtout la masturbation sont une cause principale d'énervation de la moëlle épinière et des organes locomoteurs. Cette énervation musculaire s'opère de préférence chez les jeunes gens qui prennent un accroissement rapide. L'anémie dyspeptique ne manque pas de les jeter dans la plus profonde débilitation. C'est alors que les tubercules se disséminent dans les poumons et que le relachement des ligaments articulaires donne lieu à des vices de conformation, à la torsion de la taille. Les jeunes filles placées sous ces influences pathogéniques en sont principalement victimes à l'époque de la puberté; pour lutter contre ces dispositions malheureusement trop communes, on ne saurait recommander avec la plus grande insistance et comme moyen de prophylaxie, l'emploi des bains chlorurés à la température indifférente. De tout ce que je viens de dire, on doit conclure que ces bains jouissent de propriétés nevro-sthéniques et reconstituantes qui les accommodent à la cure de l'énervation rachidienne, affection le plus ordinairement consécutive à l'épuisement nerveux spino-lombaire. Cette spécialité thérapeutique est acquise à ces eaux chlorurées fortes, lorsque l'énervation se déclare dans la convalescence des longues maladies, de la fièvre typhoïde etc., ainsi que nous avons déjà eu l'occasion d'en citer un exemple très-remarquable.

12e OBS. — **Lymphatisme. Anémie. Enervation.**

M. R... 22 ans, constitution lymphatique, a porté dans son enfance, sous la mâchoire inférieure, des glandes qui passèrent plusieurs fois à l'état de suppuration, elles ont laissé des cicatrices indélébiles; quoique d'une constitution forte en apparence, il n'a qu'un embonpoint factice formé par un tissu cellulaire lâche et abondant qui arrondit la forme de ses membres, sa face bouffie est blafarde; bruit de souffle au cœur et dans les carotides; il est fatigué après une courte promenade. L'exercice augmente les battements de cœur, et le force à s'asseoir, plusieurs fois; des épistaxis épuisent encore ses forces; le sang est rose sans plasticité. Rien ne fut négligé dans son enfance pour fortifier sa constitution débile et neutraliser la prédominance lymphatique; on employa le fer, les toniques, les bains sulfureux, dans le but de rétablir les fonctions de l'estomac et celles de la peau, mais l'inappétence et la dysepsie anémique le laissaient toujours dans le même état de faiblesse et d'aversion pour les mouvements. C'est en 1858 qu'il eût recours aux bains de Salins ; il se trouva assez bien d'une saison de 25 jours qu'il passa à l'Etablissement minéral de cette ville ; les épistaxis diminuèrent de fréquence, les fonctions digestives reprirent leur activité normale ; la figure était moins pâle et blafarde ; il avait moins d'apathie et se livrait à quelques promenades aux environs de Salins avec moins de fatigue : cependant la tolérance des eaux avait été incomplète, il n'avait pu dépasser 4 degrés de minéralisation dans ses bains. De retour au même établissement minéral en 1859, il fut soumis durant les 12 premiers jours à la même influence contro-stimulante qui avait neutralisé en partie le bénéfice curatif des eaux pendant l'année précédente ; il éprouva des épistaxis, de la courbature, des insomnies, de l'énervation, un manque absolu d'appétit, des troubles digestifs qui réclamèrent l'emploi d'un purgatif : Cette période d'hyposthénie étant passée, la tolérance des eaux s'établit promptement ; ce traitement se composa de 27 bains minéralisés avec des additions d'eau mère, de 4 à 8° et 10°, leur durée était d'une heure et demie ; ils avaient de 28 à 30°, ensuite après le bain, il buvait un verre d'eau de la source chargée d'acide carbonique ; le succès fut le plus complet ; à la fin du traitement, tous les phénomènes d'anémie n'existaient plus ; l'épistaxis avait cessé ; il faisait de bons repas avec appétit, et se livrait avec une rare activité à la chasse et à tous les exercices les plus capables de causer de la fatigue : depuis cette époque j'ai appris, qu'il jouissait d'une santé excellente, le sang d'une belle couleur rouge, avait acquit toute sa plasticité. Ce n'est pas la première fois que nous avons été à même de constater la supériorité des eaux de Salins, sur les préparations ferrugineuses et les bains sulfureux, pour combattre l'anémie strumeuse et les altérations fonctionnelles concomitantes de cette altération de l'hématose ; la fréquence des épistaxis provenait du défaut de plasticité du sang, elles cessèrent avec la restitution de ses molécules constituantes.

Il ressort encore de cette observation, une question qui domine toute la thérapeuthique des eaux chlorurées sodiques de cette station minérale. Ainsi les bains sont-ils très-bien tolérés avec amélioration de la santé des malades, ils jouissent de propriétés dynamo-plastiques et reconstitutives, tandis que le défaut de tolérance les rend contro-stimulants et hypothénisants : Cet antagonisme mérite d'autant plus de fixer l'attention des balnéographes, que la faculté ou l'impossibilité de supporter les eaux, est la base des indications et donne la mesure de la minéralisation des bains. Les progrès vers une guérison durable ont été signalés dès qu'il a été possible de dépasser la limite de 4°, à laquelle on fut forcé de s'arrêter dans le premier traitement de R... en 1858.

Cette intolérance avec ses effets hyposthénisants, est mise en lumière dans l'observation que je vais relater. Cette question recevra tout son développement à l'article réservé aux indications.

13e OBS. — **Anémie chlorotique. Névralgie de la 5e paire qui alterne avec la Gastralgie.**

Mlle Gi..., fille d'un cultivateur aux environs de Salins, 20 ans, douée d'une forte constitution avant sa maladie, peau brune, cheveux noirs, est atteinte de chloro-anémie depuis six ans : les règles n'ont commencé à s'établir qu'à l'âge de dix-sept ans, elles ne faisaient que paraître de trois mois en trois mois et donnaient un sang défibriné, rosâtre : teint couleur de cire, lèvres décolorées, froid habituel des mains et des pieds ; une courte promenade lui fait éprouver des bruissements dans les oreilles ; des palpitations tumultueuses du cœur, un sentiment de défaillance qui l'oblige de s'asseoir pour éviter une syncope ; elle se plaint de douleurs névralgiques intolérables qui siègent tantôt au côté gauche de la tête, tantôt à celui opposé ; elles durent quelquefois pendant 15 jours, cessent durant une certaine période de temps et disparaissent avec le sommeil de la nuit ; dès qu'elles ne se font plus sentir à la tête, elles sont remplacées par une violente gastralgie, un resserrement douloureux à l'épigastre, il diminue après avoir mangé et pris du café à l'eau; tandis que les aliments aggravent la céphalalgie. La fille G... est tourmentée par le besoin incessant de manger qu'elle évite de satisfaire dans la crainte d'augmenter les douleurs de l'estomac qui sont suspendues pendant l'écoulement menstruel. Le quinine à titre d'anti-périodique, les pilules de Vallet, les vésicatoires et la morphine selon la méthode endermique, n'ont pas procuré de soulagement durable.

Le 2 septembre 1856, la fille G... vint à Salins où elle suivit un traitement balnéique qui lui rendit complètement la santé qu'elle avait perdue depuis longtemps ; on lui fit prendre 21 bains minéralisés à 3°, dans le commencement de la cure et par la suite on les minéralisa à 6°. Le bain avait une chaleur tempérée, il était d'une heure et demie ; durant les dix premiers jours du traitement, elle avait perdu tout espoir de se guérir, bien loin d'éprouver de l'amélioration dans sa pénible position, elle accusait une plus grande faiblesse, de la courbature et souffrait simultanément à la tête et à l'estomac ; pouls faible, ondulent, décoloration de la face et des muqueuses extérieures, inappétence. Mais la réaction des forces radicales ayant été régularisée et suscitée par la tolérance de la minéralisation des bains, elle mit un terme à cette période de profonde débilitation et de névropathie : la fille G... put manger avec appétit des aliments substantiels pris avec mesure, sans crainte de réveiller les douleurs de l'estomac qui disparurent, ainsi que la névralgie temporo-faciale. On vit renaître le teint, la coloration des lèvres, la chaleur de la peau, sa vascularisation. Elle avait la vigueur active des filles adultes qui travaillent dans nos campagnes. Depuis le traitement, le flux plastique et abondant des règles revient chaque mois sans causer des troubles fonctionnels. J'ai quelquefois l'occasion de voir la fille G..., elle est forte, robuste et jouit d'une santé qui ne laisse rien à désirer.

La restauration des matériaux de l'hématose, la coordination de l'afflux nerveux, etc., toutes ces grandes modifications imprimées par l'emploi des bains, à l'inervation, se manifestèrent en même temps que les organes digestifs, et les appareils de la vie organique reprenaient l'exercice normal de leurs fonctions.

Ces bains ont la propriété de régulariser l'action nerveuse ganglionnaire, d'en coordonner les mouvements, lorsqu'ils se concentrent d'une manière vicieuse sur certains organes et qu'ils déterminent de violentes douleurs névralgiques.

14e OBS. — **Dernier degré d'Anémie. Enervation absolue. Dyspepsie. Guérison radicale après deux mois et demi de traitement par les bains chloro-bromurés de Salins.**

Mlle G..., département du Doubs, 17 ans, non réglée, cheveux bruns, chairs blanches, constitution molle, lymphatique; fut atteinte de chloro-anémie à l'âge de 15 ans, époque de la puberté.

Deux ans après tous les symptômes d'énervation et d'anémie que je vais relater étaient parvenus au point le plus extrême d'aggravation. Peau flasque, d'une blancheur semblable à celle de la cire, ainsi que les muqueuses qui tapissent les ouvertures naturelles : froid glacial des extrémités qui ne présentent point de trace superficielle des vaisseaux sanguins, pouls petit, irrégulier en rapport avec la circulation cardiaque, bruit de souffle sur le trajet des carotides, défaillance ; un sang d'une teinte à peine rosâtre s'échappait très-fréquemment du nez, en sorte que cette jeune demoiselle évitait autant que possible de se moucher dans la crainte de provoquer cette hémorrhagie, dyspepsie. La nourriture se composait exclusivement de quelques cuillers de bouillon de viande, qu'elle digérait difficilement. Aphonie complète, ses jambes tremblantes fléchissaient sous le poids de son corps. Cet état de faiblesse musculaire et d'énervation l'obligeait à garder la position horizontale, parce qu'étant assise, elle s'exposait à tomber en avant. La malade fut conduite à Salins pour y subir un traitement avec les eaux minérales de cette ville. Les bains furent d'abord faiblement minéralisés et chauffés à une température de 32 à 33° ; une personne la transportait chaque jour dans le bain où elle pouvait à peine se tenir assise une demi-heure. Ce fut au 12e jour du traitement que l'appétit commença à se faire sentir ; elle put manger avec plaisir des potages, boire du vin rouge sucré ; la voix avait pris un certain développement avec l'ensemble général des forces. La minéralisation des bains s'éleva graduellement de 2 à 6° et leur durée se prolongeaient d'une heure à une heure et demie. Ce fut alors qu'une amélioration progressive se fit remarquer ; elle éprouvait un besoin continuel de manger ; des viandes rôties lui furent accordées en petite quantité ; par la bonne direction donnée au régime, tous les symptômes de l'énervation des systèmes ganglionnaires et rachidiens ainsi que ceux de l'anémie, s'effacèrent du tableau décoloré de cette maladie, pour faire place aux couleurs vives qui caractérisent le retour à la santé qu'on avait désespéré de rétablir. Le traitement dura deux mois et demi en y comprenant 4 à 5 jours d'interruption entre chaque saison de 30 jours : elle se promenait dans le jardin et les rues voisines de l'Etablissement : les traits de la figure et la voix avaient leur expression naturelle. Cette cure remarquable est digne d'être conservée dans les annales d'hydrologie médicale. Mlle G... retourna dans son pays en parfaite santé : trois mois après la menstruation s'établit régulièrement. L'année suivante, elle revint témoigner sa reconnaissance aux personnes qui l'avaient soignée avec une si rare bienveillance : il s'était opéré une telle métamorphose dans sa constitution physique que c'est en les embrassant avec effusion qu'elle fut obligée de leur dire son nom ; on ne l'avait pas reconnue !

15ᵉ OBS. — **Adénite sous maxillaire. Anémie. Blépharite chronique. Impetigo-nazo-labialis. Calvitie partielle. Suite d'une éruption prorrigineuse au cuir chevelu, dans le bas âge.**

M. Jouss..., Jura, 12 ans; toute sa constitution porte l'empreinte du lymphatisme; cheveux blonds, figure pâle, blafarde; mauvais état des gencives. Dentition vicieuse, carie des dents molaires; flaccidité des chairs, membres grêles, grosses articulations, le cuir chevelu est dépouillé de cheveux par larges places: cette calvitie prématurée provient d'une affection dartreuse dont il a été atteint il y a 5 à 6 ans, ainsi que d'otorrhie et de blépharite; la subinflammation du bord libre des paupières persiste; flux exubérant de mucosités nazales, une éruption impétigineuse occupe la commissure des lèvres du côté gauche, elle s'étend jusqu'à l'ouverture de la narine qui est obstruée par des croûtes jaunâtres dues à un suintement ichoreux qui se concrète à l'action de l'air; une multitude de glandes indolores, mobiles, sans changement de couleur à la peau, se groupent autour du cou, leur volume varie de la grosseur d'une noisette à celle d'une noix. Je lui fis prendre à Salins 21 bains minéralisés progressivement à 3 jusqu'à 6°; le bain avait 30° c., sa durée était d'une heure et demie: le malade était sans appétit, il éprouvait un malaise et un sentiment de lassitude indéfinissable; les glandes paraissaient avoir dans le début, beaucoup moins de rénitence; la surface de la dartre exhalait une sérosité roussâtre qui excoriait les téguments voisins; le malade était sans appétit. Au 11e jour on s'aperçut d'un mieux être, précurseur de la tolérance des eaux, elles furent minéralisées à 4°, l'éruption se reproduit mais sur une moindre surface, cette dartre ne laissa bientôt plus à sa place qu'une teinte d'un rouge pâle aux téguments qui cessèrent d'être le siége d'un prurit incommode: la sécrétion du muscus nasal moins abondante, plus épaisse, est d'une couleur blanchâtre, au lieu d'être séreuse et roussâtre: les bains minéralisés à 6° sont parfaitement tolérés, toutes les fonctions s'exercent avec beaucoup d'activité. Le tissu cellulaire inter-glandulaire s'affaisse; les ganglions engorgés s'isolent; leur nombre leur volume diminuent de moitié; il reste à peine quelques traces de rougeur et de boursoufflement à la conjonctive palpébrale. Pendant que le malade était dans le bain, il projetait de temps en temps de l'eau minérale contre les yeux, il s'en lotionnait la tête; des flanelles imbibées d'eau mère étaient maintenues autour du cou, pendant la nuit. Trois mois après ce traitement, le jeune J... avait passé ses vacances en se livrant à tous les exercices les plus actifs; la recommandation avait été faite à ses parents de le mettre à un régime tonique et restaurant: il vint à Salins pour y continuer ses études; une vigueur nouvelle et un air de santé répandu dans ses traits, avaient remplacé le faciès blafard caractéristique du lymphatisme ; quelques glandules isolées de la grosseur d'un haricot avaient éprouvé un temps d'arrêt dans le travail de résolution, par le mauvais état de la dentition et malgré qu'il eût grandi, ses membres beaucoup plus gros, témoignaient de l'accroissement de ses forces. Il pesait 4 kilogrammes de plus qu'avant les bains. L'impetigo-labialis avait une filiation d'origine avec l'ancien prorrigo du cuir chevelu, tous deux ont été subordonnés à la complexion lymphatique.

Ces bains en retournant cette constitution viciée, guérirent la dartre fluente par les modifications qu'elles apportèrent à la vitalité de ce tissu morbide et au produit de la sécrétion. C'est d'après ces considérations que j'ai dû négliger les autres lésions secondaires pour diriger toute l'activité du traitement contre l'état général. Il ne faut pas s'étonner de la promptitude avec laquelle le succès curatif a été obtenu. L'efficacité de ces eaux est d'autant plus grande, je le répète, qu'on les administre à des enfants atteints de lymphatisme blond et torpide à cause de leur aptitude à supporter de très-hauts degrés de minéralisation.

Cette observation met encore en relief la période anti-plastique et contro-stimulante du traitement qui a été de 10 jours, mais à dater de cette époque, une réaction des forces synergiques se manifesta en même temps que la tolérance des bains permettait d'en porter la minéralisation de 3 à 6°, nous avons pu en quelque sorte assister par la pensée au travail de régénération constitutionnelle et à la guérison des lésions secondaires, en observant le rétablissement de l'activité des fonctions digestives et sécrétoires sous l'influence de la puissance dynamique et altérante de ces eaux minérales.

16e OBS. — Anémie. Engelures ulcérées. 1re Période de l'état strumeux.

Mlle Par... 16 ans, complexion lymphatique héréditaire : membres empâtés dans un tissu cellulaire sans élasticité. Atonie des téguments, ils conservent l'impression du doigt, ainsi qu'on l'observe dans la prédominance veineuse. Froid des extrémités, léger œdème des pieds, bouffissure de la face; défaut de réaction vitale, grosseur des lèvres, coryza, apathie, sommeil prolongé, répugnance pour l'exercice et les aliments azotés, appétit capricieux : apparition des règles à 15 ans, elles coulent à des époques très-éloignées; le sang est décoloré, diffluent, sans éléments de plasticité. Chaque hiver elle a des engelures qui l'empêchent de se promener; elles siègent aux pieds; en 1859, l'une d'elles occupait le bas de la jambe gauche; cette subinflammation de nature blafarde et à fond grisâtre passa à l'état d'ulcère, il en sortait un pus séreux qui devint plus épais et consistant à mesure que la réaction vitale suscitée par des topiques excitants et toniques, eût modifié la vitalité morbide de ce tissu ulcéré qui se couvrit de bourgeons charnus rouges. C'est après deux mois de traitement et l'emploi du quinquina à l'intérieur, des iodures et du fer qu'on parvint à obtenir une cicatrice adhérente. Le père qui ne se faisait pas illusion sur la nature strumeuse de l'affection de sa fille, et craignant pour la suite des accidents graves, la conduisit au mois de septembre 1859, à Salins où elle a pris 24 bains d'une heure et demie à deux heures; ils furent minéralisés avec l'eau mère de la saline de 3 à 5°, la température de ces bains était de 32° c. Avant son départ, on lui administra sur les extrémités inférieures et la région lombaire, plusieurs douches qui provoquèrent l'écoulement des règles, le sang en était rutilant, très-plastique, en quantité normale; elle n'avait plus le teint blafard caractéristique de la prédominance des fluides blancs, du ralentissement de la circulation veineuse et du défaut de réaction vitale dans les capillaires artériels; l'appétit développé au plus haut point exigeait incessamment une nourriture forte et substantielle; l'engorgement de la jambe gauche, siège de l'ulcère atonique avait diminué d'un centimètre et demi dans sa circonférence. Le père de cette demoiselle qui demeure en Normandie, m'écrivait en mai 1860.

« Ma fille se porte admirablement bien, il n'est » plus survenu de retard dans la menstruation, qui » est complète sous tous les rapports; elle est gaie, » vive, enjouée et disposée à se livrer à tous les

» exercices ; le pourtour de sa jambe a 2 c. $^1/_2$ de
» moins et présente la même conformation que celle
» du côté opposée ; mais ce qui vous surprendra,
» c'est qu'à mon départ de Salins, ma fille pesait
» 49 kilogrammes, et qu'un mois après, sa pesan-
» teur avait augmenté de 6 kilogrammes. Malgré la
» rigueur de l'hiver, elle n'a pas éprouvé d'enge-
» lures, maintenant que sa constitution a été fortifiée
» par les bains de Salins, j'espère qu'elle jouira par
» la suite d'une bonne santé et que les ulcérations
» de la jambe qui me donnaient de sérieuses inquié-
» tudes, ne se reproduiront plus. »

J'ai cru devoir retracer une partie de cette lettre, parce que sans être soupçonné d'exagération, M. P... fait apprécier à leur juste valeur les propriétés toniques et reconstituantes dévolues à nos eaux minérales comme moyen de préservation et de guérison chez les jeunes personnes qui présentent tous les attributs du lymphatisme exagéré. Dans des cas pathologiques semblables à celui dont il s'agit, les eaux minérales de Salins ont les mêmes propriétés thérapeutiques et agissent de la même manière que la médication tonique et altérante, employée intus et extra pour la cure de l'ulcère strumeux de Mlle P... Non seulement ces eaux sont l'agent le plus efficace de guérison de cette maladie et des engelures, mais encore le remède le plus accrédité pour en prévenir les récidives. Pendant cet hiver, j'ai fait plusieurs envois de sel d'eau mère à différentes personnes qui se félicitent d'avoir eu recours à ce moyen puissant de prophylaxie. Les doses de ce sel étant déterminées, on le fait dissoudre dans l'eau des bains et des pédiluves.

17e OBS. — Anémie. Adénite sous-maxillaire chronique.

M. Graeffe, frère de la communauté de Ste-Marie, cheveux noirs, teint brun, inertie musculaire et de la peau, dyspepsie : ce religieux porte depuis longtemps et surtout sous le maxillaire inférieur du côté gauche, une masse très-considérable de glandes engorgées et à l'état indolent. Il vint à Salins sur la fin d'août 1858 pour se faire traiter de cette difformité strumeuse, elle dessinait un relief bosselé et volumineux qu'il dissimulait très-incomplètement avec une large cravate. Les bains furent au nombre de 24, sur la fin du traitement il en prenait deux par jour ; les premiers bains minéralisés à 3° le laissèrent dans le même état d'alanguissement, de faiblesse musculaire et d'apathie, seulement les glandes se ramollissaient d'une manière très-sensible ; mais après le 8e jour de cette balnéation minérale, ces symptômes d'anémie et d'énervation commençaient à disparaître, à la fin du traitement il avait acquis un tel degré de force, qu'il parcourait dans ses promenades les hauteurs escarpées des environs de Salins ; son poids avait augmenté de 1500 grammes. La minéralisation des bains en rapport avec la tolérance , atteignit graduellement 10° ; des flanelles imbibées d'eau mère mitigée et ensuite sans mélange d'eau commune furent maintenues pendant la nuit sur le siège de la maladie.

Voici les phénomènes de résolution qui se manifestèrent successivement. Le tissu cellulaire dans lequel les glandes étaient empâtées, s'affaissa ; elles s'isolèrent, laissèrent entre elles des dépressions, diminuèrent progressivement de grosseur et furent réduites au trois quarts de leur volume, puis en continuant le traitement topique, elles ne furent plus perceptibles que par le toucher et n'offraient de relief sous les téguments que dans certaines attitudes latérales du cou. Le 15 février 1859, son médecin m'écrivait que l'engorgement ganglionnaire du sieur Graeffe a presqu'entièrement disparu, la santé générale est beaucoup meilleure depuis son traitement par les eaux de Salins, il se proposait d'y retourner. Sa guérison a été si complète qu'il n'a pas jugé à propos de revenir.

En même temps que les bains régénéraient l'organisme vicié par le lymphatisme, on voyait les glandes engorgées se fondre sous les topiques d'eau mère. Ce travail de résolution se divise en deux périodes distinctes, au point de vue des effets thérapeutiques. D'abord les topiques d'eau mère sur le siège de l'adénite, agirent par voie d'endosmose, comme antiplastiques ; les glandes se ramollirent, la fluidification des humeurs en rendit la résorption plus facile dans leur tissu interstitiel ; elles entrèrent en résolution, lorsqu'à l'époque de la tolérance, ces eaux furent douées des propriétés stimulantes, toniques ; en un mot elles devinrent fondantes, par leur faculté d'activer la circulation capillaire et l'absorption dans ces tissus imbibés d'humeurs lymphatiques.

18ᵉ OBS. — **Engorgement volumineux. Induration des glandes lymphatiques du cou. Anémie. Bains, douches, topiques d'eau mère ; guérison radicale.**

M. Grand, 22 ans, habite les montagnes du Haut-Jura, malgré son teint brun et sa chevelure noire, il porte dans l'ensemble de ses traits, le faciès strumeux.

Faiblesse musculaire, dyspepsie anémique, atonie digestive, depuis longtemps une masse bosselée de glandes indurées occupe la partie antérieure du cou. Pendant l'été de 1858, il vint à Salins pour se faire traiter à l'établissement des bains. Les premiers qui furent minéralisés à 3°, le laissèrent dans un état de débilitation générale, d'inappétence et de dyspepsie ; le 10ᵉ jour de cette balnéation, il commença à éprouver une amélioration ; la nourriture qu'il prenait avec appétit l'avait reconforté au point qu'après le 15ᵉ bain, il parcourait avec un sentiment de bien-être inaccoutumé les environs de Salins ; la tolérance étant acquise, on éleva à 10° la minéralisation des bains tièdes dans lesquels il restait pendant deux heures, avec attention de les maintenir à ce même degré de chaleur 30° c. Des flanelles pliées en double, imbibées d'eau mère furent appliquées pendant la nuit sur les glandes qui se dessinaient en relief au devant du cou ; ces topiques n'occasionnèrent qu'un peu de prurit, de chaleur aux téguments sans cependant provoquer d'éruptions pustuleuses autour du cou ; afin de compléter le traitement on associa aux topiques et aux bains, la douche en arrosoir sur le siège de l'engorgement glandulaire ; les premiers résultats de cette médication thermale dont l'activité énergique se mesurait à l'état torpide des glandes, fut la diminution des deux tiers de leur volume et le ramolissement des glandes ; les plus petites n'avaient plus que la grosseur d'un grain de haricot ; le reste avait subi un travail de résolution presque complet, à l'exception d'un ganglion gros comme une noix caché sous les muscles profonds et latéraux du cou ; la circonférence de cette partie du corps avait subi une diminution de 5 centimètres : l'appétit, les forces digestives et générales, signalèrent avec la résolution presqu'entière de l'adenite chronique, le résultat inespéré de cette cure. Le malade avait pris 25 bains et 15 douches. Chaque jour, il buvait après le bain, un verre d'eau minérale.

Cette observation et celle qui précède forment un faisceau de preuves en faveur de l'opinion admise que ces eaux chloro-bromurées exercent une action élective sur le système lymphatico-glandulaire ; elles modifient d'abord l'état diathésique ; puis à l'aide de la stimulation, de la puissance résolutive de la douche et des topiques d'eau-mère qui agissent par endosmose, les engorgements se fondirent sans laisser des traces sensibles de la maladie. Les divers modes d'administration de ces eaux minérales, répondent à toutes les indications curatives ; il s'agissait d'accélérer par la douche, la circulation lymphatico-veineuse ralentie dans ces ganglions engorgés, d'accroître la tonicité et l'absorption interstitielle dans ces mêmes organes formés d'un enroulement de petits vaisseaux ; enfin de produire sans la dépasser une surexcitation vitale de manière à ne pas l'élever au degré de fluxion inflammatoire. Le succès est venu justifier ces inductions de physiologie thérapeutique. D'après mes informations, j'ai su que M. Grand s'est abstenu de prendre en 1859, une autre saison de bains, il était entièrement guéri et bien portant ; les téguments du cou étaient parfaitement unis sans la moindre apparence de bosselures.

19e OBS. — **Adénite sous Maxillaire torpide. Goître. Engelures. Lymphatisme.**

Le nommé Bi... de Salins ; Constitution molle éminemment lymphatique, dont il a le faciès ; sa figure blafarde est encadrée à sa base, par un engorgement de glandes sous maxillaires indolentes, elles forment des bosselures qui se groupent au pourtour d'un goître bilobé ; inertie de la peau, refroidissement des extrémités inférieures, elle sont en hiver le siège d'engelures. Cet engorgement indolent d'une teinte sub-rougeâtre est sans réaction inflammatoire il ne s'est point compliqué d'ulcération. Blépharite chronique qui se guérit ainsi que l'engelure aux premiers jours de la belle saison et se montrent de nouveau sous le règne du froid humide des temps d'hiver. Dans le mois de juillet 1852, on a fait prendre au Sieur B..., vigneron à Salins, 16 bains minéraux de deux heures à 4 et 10° de minéralisation dans les derniers jours du traitement; leur température était de 29° c., l'amélioration de l'état général ne s'est manifestée complètement que dans le mois de septembre avec la résolution lente et progressive des glandes et de l'hypertrophie tyroïdienne que l'on ne pensait pas à guérir. L'application autour du cou d'étoffe épaisse de laine trempée dans l'eau mère et souvent répétée, coopéra non-seulement à fondre l'induration torpide et chronique des glandes, mais encore celle de la tyroïde. Toutefois avec le concours des bains fortement bromurés, comme modificateurs de l'état morbide constitutionnel, et pour ce dernier motif il fut également guéri de la blépharite chronique et des engelures qui cessèrent de se montrer dans la saison d'hiver. Ce qu'il me fut facile de constater, puisque le Sieur Bi... a son domicile à Salins, lieu de ma résidence. Un phénomène bien digne de remarque, est le goût fortement salé, communiqué à sa salive après avoir laissé le topique d'eau mère au devant du cou pendant la nuit : cette saveur persistait tant qu'il n'avait pas mangé et durant tout le traitement. Ce phénomène indiquait que les éléments chlorurés pénétraient dans l'arrière-bouche et se mêlaient directement à la salive par l'endosmose et l'absorption veineuse des téguments en rapport avec le tonique. Ce même phénomène donnait également à comprendre, comment cette imbibition des tissus engorgés par le sel bromuré pouvait facilement en opérer la prompte résolution. Je ne veux pas omettre que ce vigneron alors âgé de 18 ans, aurait probablement éprouvé par la suite quelques récidives de ces diverses affections s'il ne s'était pas soustrait aux causes de sa maladie, s'il n'avait pas quitté son ancienne habitation basse et humide, au rez-de-chaussée, au bord d'un ruisseau, pour habiter un logement sec, aéré, exposé au soleil, dans de bonnes conditions de salubrité, où il a pu remplacer l'eau séléniteuse qui lui servait de boisson habituelle par une eau moins dure et beaucoup plus légère. A ce sujet, qu'on me permette une courte digression qui rentre d'ailleurs dans l'exposé de ce commentaire. Dans la classe des vignerons, au bas du Revermont de la première chaine du Jura, le lymphatisme et le bronchocèle sont endémiques et s'observent chez les mêmes sujets ; on attribue avec raison le développement simultané de ces deux affections, à l'habitation au rez-de-chaussée, dans un lieu froid et humide ; à une nourriture presqu'exclusivement féculente, et surtout, en ce qui concerne le bronchocèle, à la boisson d'eau chargée de sulfate de chaux et de magnésie. Il n'est pas étonnant que cette coïncidence d'éléments d'une nature si débilitante, engendrent ces deux maladies qui varient de forme selon le siège et les tissus qu'elles occupent et l'élément qui domine dans leur production. En vue de cette communauté d'origine, je suis autorisé à attribuer à l'eau chloro-bromurée une spécialisation anti-goitreuse semblable à celle qu'on lui reconnaît comme anti-lymphatique ; des faits très-nombreux m'en donnent la conviction la plus intime que viennent fortifier les recherches de M. Bramley. Ce médecin regarde la constitution scrofuleuse comme une des causes prédisposantes du Goitre dans le Nepaul.

Lymphatisme. Prédisposition à l'Etat strumeux. Anémie.

M. D... de Dijon. Lymphatique, 13 ans; son père a succombé à la phtisie pulmonaire; il a pris une croissance rapide depuis le printemps, époque à laquelle se manifestèrent des glandes mobiles et indolentes aux aisselles ainsi qu'à la région cervico-maxillaire ; peau blanche, blafarde et sèche ; le malade a de l'inappétence, de la dyspepsie, une grande faiblesse musculaire et de la répugnance pour tout exercice actif; et s'il veut essayer de s'y livrer d'après les conseils de ses parents, il est rapidement essoufflé et des palpitations tumultueuses du cœur le forcent de s'arrêter, de temps en temps il est sujet à des épistaxis ; le sang d'une couleur rosâtre est privé en grande partie de cruor et de plasticité. Il vint à Salins pendant l'été en 1859 où il suivit à l'Etablissement minéral une saison de vingt-cinq jours ; les bains minéralisés d'abord à 3°, étaient d'une heure et demie et leur température de 28° c. Les premiers bains causèrent de la fatigue, de la courbature, un peu d'insomnie, des troubles digestifs, de la diarrhée ; mais après quelques jours de traitement, lorsque la tolérance fut bien établie, l'appétit se prononça vivement à mesure que les forces digestives sortaient de leur état d'inertie, on augmenta les degrés de minéralisation de l'eau de manière à les élever à 8°. A la fin de la saison un léger coloris des joues avait remplacé la blancheur blafarde de la figure. Les épistaxis avaient cessé, une corroboration générale le mit à même de se livrer à tous les exercices de son âge, et à son départ, on ne distinguait la présence des glandes auparavant saillantes en dehors, qu'en les explorant avec les doigts. Le but prophylactique avait été atteint, un tempérament sanguin tendait à se substituer à la prédominance lymphatique, l'équilibration entre les deux éléments de la circulation venait d'être établie ; la vigueur succédait à la débilitation constitutionnelle. On a pu espérer qu'avec des soins hygiéniques et un régime convenable, il sera prémuni contre les influences morbides héréditaires, la prédisposition strumeuse et même celle à la tuberculisation. Toutefois, en prenant la résolution bien arrêtée de venir pendant 2 à 3 ans prendre une saison minérale aux bains de Salins, surtout à l'époque de la croissance et de se livrer à la natation dans la piscine. Ces résultats auxquels il me serait facile d'en ajouter beaucoup d'autres semblables, choisis parmi les jeunes gens qui grandissent et sont dans la période de la puberté; mettent en évidence la spécialisation de ces eaux bromurées, comme agent de prophylaxie de l'état strumeux héréditaire et des affections qui en dépendent.

Adénite strumeuse ulcérée. Anémie Dyspeptique.

Jean D... 20 ans, vigneron aux environ de Salins, a été sujet dès sa jeunesse aux engorgements indolents des glandes sous maxillaires et aux engelures; il habite le rez-de-chaussée d'une maison humide mal éclairée, régime exclusivement féculent, c'est-à-dire qu'avec une constitution lymphatique et détériorée, il vivait dans les plus mauvaises conditions d'hygiène et de salubrité, propres à développer les manifestations de la scrofule dont il porte les traits caractéristiques sur sa figure blafarde. Une agglomération de glandes empatées dans une masse de tissu cellulaire forme des bosselures inégales au-dessus de la machoire inférieure; l'une de ces glandes du volume d'un œuf devint le siège d'un foyer de pus qui fut évacué au moyen d'une incision ; huit jours après une glande voisine aussi grosse que la précédente passa presque spontanément à la suppuration ; la peau amincie se décolla, devint violacée, il en sortait une sérosité semblable à du petit lait ; par son extrême acrimonie elle irritait les téguments avec lesquels elle était en contact. Ce malade indigent entra à l'hôpital de Salins ; les trajets fistuleux après avoir été incisés, furent cautérisés avec le nitrate d'argent ; plusieurs petites glandes groupées dans le voisinage augmentaient de volume, la dyspepsie anémique faisait des progrès, elle devenait un obstacle à la réparation nutritive : On le traita avec les bains tièdes fortifiés par les eaux mères de la saline, ils furent au nombre de 26, leur durée était de deux heures et leur minéralisation s'éleva depuis 4 jusqu'à 10° ; ils furent bien tolérés à partir du 12e jour, période du traitement signalée par le retour de l'appétit et de l'activité digestive ; une amélioration progressive se fit remarquer d'abord dans l'état général, ensuite les ganglions sous maxillaires entrèrent lentement en résolution, après avoir subi un ramollissement. L'ulcère marchait vers la cicatrisation, il se couvrait de bourgeons rouges, et ne versait de ses bords affaissés qu'une petite quantité d'un pus épais, crémeux et blanchâtre ; l'interposition de cette humeur plastique avait favorisé l'adhésion des téguments décollés avec le tissu sous jacent ; trois mois après on ne voyait plus autour du cou qui avait repris sa conformation normale, que les cicatrices irrégulières laissées par le tissu ulcéré et quelques glandules disséminées. La cure a-t-elle été complète? j'en doute, mais ce que je puis affirmer, c'est que ce vigneron continue à se livrer activement à ses pénibles travaux sans avoir éprouvé d'accidents qui le mettent dans la nécessité de rentrer à l'hôpital. Malgré le bénéfice de cette régénération d'un état général vicié, il eût fait prudemment d'en prévenir pour toujours les manifestations symptômatiques, en se soumettant à un traitement pareil, pendant un ou deux ans,

Cette observation n'a rien qui la différencie des autres faits pathologiques d'adénopathie strumeuse si ce n'est la conversion en ulcère de la subinflammation des ganglions et la période plus avancée de l'état diathésique ; elle vient confirmer l'opinion que je cherche à faire prévaloir sur la propriété spéciale des bains dans la Scrofule confirmée avec forme glandulaire.

Adénite Strumeuse ulcérée. — Choro. — Anémie. — Troubles digestifs. — Insuffisance du traitement par les bains sulfureux, le fer et l'iode. — Guérison avec les bains Chloro-Bromurés pris à domicile.

La fille P.., constitution lymphatique, 17 ans, non réglée, habite les montagnes du Jura au milieu d'une famille de cultivateurs. Elle eût il y a trois ans, un engorgement des glandes sous maxillaires, en juillet

1844, ces tumeurs entrèrent en suppuration, des fistules s'établirent ; la peau décollée et enflammée fut incisée, on cautérisa les trajets fistuleux avec l'Azotate d'argent. Etat de la malade avant le traitement par les bains Chloro-bromurés de Salins, pris à domicile. — Cette fille offrait dans l'ensemble de sa constitution le faciés strumeux et le cortège symptomatique de la Chloro-Anémie. Pâleur de la face et des lèvres, faiblesse extrême, essoufflement, Palpitations tumultueuses du cœur qui la forcent de renoncer au travaux de la campagne, perte d'appetit, refroidissement de la peau et surtout des extrémités. Au voisinage des glandes indurées existait au-dessous de la mâchoire inférieure une vaste ulcération à fond grisâtre ; il en sortait un pus ichoreux de couleur rousse ; la nature morbide de cette ulcération n'avait pas été modifiée par les cautérisations souvent répétées avec l'Azotate d'argent, il en fut de même de l'iodure de potassium à l'intérieur, auquel on associa le ferruginenx, ils n'eurent aucun effet sur l'état générale et la marche de la maladie, il en fut de-même des bains sulfureux, qui parurent enrayer le progrès du mal et n'apportèrent qu'une amélioration légère et momentanée. La fille de P... inquiète sur l'issue de la maladie, accepta comme un dernier moyen de curation, la médication par les bains d'eau ordinaire chauffée à 30° et minéralisée avec un 7e jusqu'au 1/4 d'eau mère de la Saline de Salins. C'était à l'époque où l'on commençait à faire des essais thérapeutiques avec les bains fortifiés par les eaux mères. Pendant les dix premiers jours de ce traitement balneïque, la fille P.., se plaignait d'une grande lassitude dans les membres, d'agitation nocture, de gastralgie ; l'ulcère continuait à verser de sa surface sordide, un pus âcre et séreux ; mais bientôt les forces revinrent sensiblement avec des digestions bonnes et le désir des aliments ; ce mieux être si longtemps attendu donnait la mesure de la tolérance des bains ; leur minéralisation fut rapidement élevée de 3 à 8°, bientôt on s'aperçut qu'ils avaient modifié la vitalité morbide de l'ulcère, il se couvrit de bourgeons d'un rouge vif ; le pus qu'il secrétait était plus consistant, d'une bonne nature, et moins abondant ; les éléments d'une cicatrice commençait à paraître. Ce fut après la dernière période du traitement qui dura 32 jours, lorsque l'ulcère était en voie de guérison, que l'engorgement des glandes sous maxillaire fit des progrès vers sa résolution ; la figure les lèvres se couvrirent d'une teinte rosâtre, la malade se sentait plus forte ; deux mois après cette balnéation, les règles apparurent pour la première fois ; un sang trop pauvre en globules, le défaut de stimulus vital, s'opposaient à l'établissement de cette fonction.

Un des caractères Anatomo-Pathologique de la Chloro-Anémie est le ramollissement, la diminution des globules sanguins, de leurs éléments ferrugineux du cruor. Cependant on les retrouve en quantité normale dans le sang des Chlorotiques, après leur avoir fait subir un traitement, parfaitement toléré, avec les eaux minérales de Salins; nous savons qu'elles sont douées de propriétés toniques, elles mettent l'organisme dans de telles conditions, qu'il prend dans une meilleure élaboration des aliments ce qu'il faut pour la reconstitution des globules auxquelles le fer et le cruor sont inhérents. Ainsi la formation de ces globules est subordonnée au bon état des voies digestives, ainsi qu'à un régime fortifiant et réparateur on est d'autant plus en droit d'avoir une telle opinion, émise par M. le professeur Trousseau, que l'anémie dépend le plus souvent de l'atonie des voies digestives et que dans le plus grand nombre des cas elle se guérit sans le secours des ferrugineux qui trés souvent ne sont pas tolérés par l'estomac, tandis que la réhabilitation des forces digestives et d'assimilations suffit pour la guérison des jeunes filles chorotiques.

Diathèse Strumeuse. — Carie de l'articulation. — Tibio-Tarsienne. — Anémie.

Marie-Virginie Rousseau du Bief du Fourg (Jura), a hérité d'une constitution strumeuse dont elle porte le facies et que la pauvreté de sa famille n'a fait que développer. Pâle, maigre, anémique, elle habite avec ses parents dans une chambre obscure humide, au fond d'un rez-de-chaussée, décoloration des lèvres, engorgement des glandes du cou, inappétence, tension du ventre, flux diarrhéique, helmintiase, pouls petit-faible; la trace des vaisseaux disparait sur les téguments qui sont arides, d'une couleur sale, comme terreuse. A la suite d'une entorse au pied droit, elle fut atteinte de tuméfaction subinflammatoire de cette articulation, l'année suivante en 1850, des fistules s'ouvrirent dans cette région du pied, il en sortait de la sérosité sanguinolente, ainsi que de petites parcelles osseuses qui provenaient de la carie des os du tarse. Gonflement de la partie spongieuse et inférieure du tibia et du pied. La station étant devenue impossible, cette pauvre fille épuisée par la suppuration, les souffrances et le défaut de réparation nutritive, ne quittait plus le mauvais grabat, sur lequel elle était couchée.

Je lui fit parveuir de l'eau mére de la Saline de Salins, pour minéraliser des bains d'eau commune chauffée, qu'elle pris à domicile. Le traitement commença le vingt avril 1851, et fut terminé à la fin de juillet: On le divisa en deux saisons; dans la première période, les bains étaient minéralisés à 4 et 5°; dans la derniére saison, juin et juillet, cette minéralisation Chloro-bromurée était de 6 à 8°; un bain servait pour deux jours, sa durée était d'une heure à deux heures; des étoffes épaisses de laine, imbibées d'eau mère enveloppaient le pied malade. C'est après quinze jours qu'elle parvint à supporter les premiers bains, tant elle éprouvait de fatigue et de malaise ; elle était sans appétit, et la suppuration était toujours ichoreuse, elle devint plus épaisse et de bonne nature, lorsque obéissant à un besoin incessant de manger, elle put le satisfaire en se nourrissant de soupe, seul aliment qu'elle avait à sa disposition. A la fin de septembre, cette fille âgée de 14 ans, qui était auparavant le traitement, pâle, étiolée, d'une maigreur extrême, étonnait toutes les personnes du village, par son air de santé et la facilité avec laquelle elle marchait, en boitant à vérité et à l'aide d'un bâton. L'articulation tibio-tarsienne avait encore 4 centimètres de plus que celle du côté opposé, mais elle n'offrait plus de traces de la maladie, si ce n'est les cicatrices des ouvertures fistuleuses et une demi-ankilose. Deux ans après le traitement, les règles parurent et ce flux périodique qui donnait un sang rouge et plastique, continua de couler régulièrement. Grande et forte comme les jeunes filles de son âge, elle put se livrer aux travaux pénibles des champs et conduire les troupeaux au pâturage. En 1856, j'ai eu l'occasion de passer dans son village, en ce moment elle était absente, mais la certitude me fut donnée qu'elle jouissait d'une santé forte et d'une bonne constitution quoiqu'elle fut encore un peu boiteuse.

Cette régénération dynamo-plastique, trois mois aprés le traitement, a été si complète, que malgré les influences hygiéniques les plus défavorables;

l'insalubrité de son habitation, et un régime excessivement débilitant, la fille Rousseau n'a point eu de récidives de sa maladie. Il est à croire que cette médication hydro-thérapique, jouit de propriétés reconstituantes plus radicales que celles généralement attribuées aux bains iodurés dont Lugol lui-même atteste l'impuissance curative; dans plusieurs cas graves de carie scrofuleuse, semblables à celui que nous venons de relater.

Nous remarquerons par la suite que le bromure de potassium trouve un adjuvant très-énergique dans le chorure de soude, en sorte que l'association de ces deux sels dans les bains tièdes, augmente et modifie de la manière la plus avantageuse la faculté curative du Bromure, d'une autre part sa combinaison avec la potasse lui fait acquérir un très haut degré de puissance dynamique, elle regénère l'organisme profondément vicié par la diathèse strumeuse et guérit la carie des os courts, symptôme le plus caractéristique de cette dyscrasie.

Un intérêt non moins grand que présente cette observation est dans les opérations chimico-vitales suscitées par cette balnéation sodo-bromurée, les trajets fistuleux ont été oblitérés et par la même réaction vitale, elle a modifié la composition chimique et moléculaire de leurs produits de secrétion morbide.

J'avais déjà abordé cette qnestion, elle recevra son complément dans l'exposé de l'histoire du malade

Em... D... guéri par les eaux de Salins d'une nécrose strumeuse de la table externe du tibia. Ce fait dont je voudrais pouvoir abréger les détails, me fournira l'occasion de renforcer les opinions que j'ai fait connaître au sujet de la transformation que subissent les ulcères strumeux avant leur cicatrisation ainsi que les phénomènes produits par la tolérance des eaux bromurées de Salins.

Diathèse scrofuleuse. — Anémie. — Goitre. — Nécrose partielle du tibia gauche. — Luxation spontanée de la tête du femur droit au-dessus de la cavité cotyloïde. — Rétraction du membre — Guérison de l'adénopathie, du bronchocèle et de la nécrose, après deux saisons de bains chloro-bromurés.

Emmanuel Du... canton de Salins, 23 ans; constitution strumeuse, anémique, dont il porte le facies très-caractéristique, cheveux noirs, peau brune sèche, d'une couleur sale, nez épaté, un goitre bilobé et des ganglions lymphatiques sont développés sous la machoire inférieure qui est très-évasée, ainsi que sous les aisselles; né de parents pauvres, il exerçait l'état de cordonnier et fut soumis dès sa naissance aux influences les plus propres à donner lieu à cette diathèse dont il est atteint ainsi que sa famille; il fit il y a environ 16 ans une chute de cheval sur la cuisse droite; un an après une luxation sus cotyloïdienne se manifestait de ce même côté, puis peu de temps après, des abcès se déclaraient autour de l'articulation femoro-tibiale du côté gauche, avec carie de l'extrémité spongieuse et inférieure du fémur; ces lésions étaient en voie de se guérir, lorsque des abcès multiplios s'établirent en avant et sur toute la continuité du tibia gauche, avec fistules nombreuses, décollement des téguments rouges violacés et suppuration ichoreuse très-abondante, d'une extrême acrimonie. On peut estimer par le nombre des parcelles d'os qui furent extraites par les ouvertures fistuleuses qu'elles faisaient partie de toute la table externe du tibia frappé de nécrose; il avait doublé de volume. Lorsque j'ai visité le malade en 1857, il était dans l'impossibilité absolue de sortir de son lit.

Par suite de la luxation spontanée, l'extrémité inférieure droite, offrait un raccourcissement de 8 centimètres et une rétraction dans le sens de la flexion; inappétence, insomnie, figure pâle comme plombée, décoloration des lèvres, goître, adénite sous-maxillaire, amaigrissement, peau sèche, les téguments d'un rouge violacé et douloureux à la plus légère pression adhéraient à toute la face antérieure du tibia gauche; dans cet état presque désespéré on lui fit prendre à domicile 24 bains tièdes minéralisés avec le septième puis le quart d'eau mère de la saline de Salins, ils furent suspendus en septembre, puis continués deux fois par jour en octobre; il restait deux heures dans le bain. En novembre et décembre de cette même année, il ne sortait plus qu'une petite quantité de pus lié et homogène des ouvertures fistuleuses qui s'oblitérèrent et finirent par se cicatriser. D... marchait avec une béquille, dont il se sert encore maintenant, à cause de la rétraction du membre inférieur droit. En 1856, le poids de son corps avait augmenté de 16 kilog., il jouissait d'une santé parfaite, exempte de récidive jusqu'à présent. En juillet 1859, je lui ai fait suivre un traitement prophylactique pour le prémunir contre les rechutes éventuelles qui pourraient survenir, il a eu pour résultat une réduction de 3 centimètres dans le volume de la jambe malade : il se rendait à pied à l'établissement minéral de Salins après avoir parcouru une distance de 10 kilomètres.

Durant les 12 premiers jours du traitement de 1857, l'exaspération des douleurs, l'agitation nocturne, l'anorexie, la faiblesse, empêchèrent de dépasser 3° dans la minéralisation de l'eau ; après cette période d'intolérance, les bains furent minéralisés jusqu'à 8°. Dès lors le bénéfice thérapeutique se fit observer graduellement par une amélioration dans l'exercice des fonctions digestives, l'état général, les sécrétions morbides. En décembre de cette même année, les ouvertures fistuleuses étaient cicatrisées, comme je viens de le dire plus haut, le bronchocèle ainsi que l'adénite avaient diminué de moitié.

Je rappelle les modifications observées dans la vitalité des tissus morbides ainsi que dans le produit de leurs secrétions, parce que ces phénomènes ne se firent remarquer qu'après la période de tolérance des eaux et le travail intime de reconstitution de l'état général, afin d'établir un rapport entre cette phase du traitement et les opérations intimes de la chimie vivante. Cette médication hydriatique fût d'une si grande efficacité reconstitutive qu'elle a suscité toutes les synergies pour les faire concourir à la régénération de la lame externe du tibia nécrosé ainsi qu'à celle de la constitution diathésique de ce malade auquel cet agent modificateur a donné une existence nouvelle. Ce cas remarquable de guérison d'une maladie qui avait des racines si profondes dans l'organisme, montre dans toute son évidence l'efficacité spéciale de ces eaux bromurées dans le traitement de la diathèse scrofuleuse et de ses diverses manifestations pathologiques; mais la même certitude nous fait défaut, lorsqu'on demande aux inductions tirées de la physiologie thérapeutique, l'explication du mode différentiel d'action de ces mêmes eaux avant et après que leur tolérance a été établie. Dans les premiers temps du traitement les malades éprouvent-ils de la courbature, de l'insomnie, des troubles digestifs, une faiblesse plus grande, une aggravation dans les symptômes de la maladie. Le traitement agit alors dans le sens même de la diathèse, comme hyposthénisant et anti-plastique, presque toutes les observations contenues dans ce recueil témoignent en faveur de cette assertion, rien n'est changé dans la nature des ulcères atoniques et à fond grisâtre, il s'en écoule un pus roussâtre, ichoreux. C'est d'après ces considérations émanées de l'humorisme exclusif que les anciens médecins, donnèrent à la scrofule, la dénomination d'humeurs froides en opposition à celles produites par une inflammation franche. Les malades soumis à ce traitement viennent-ils à tolérer, avec un sentiment de corroboration et de bien être général, des degrés élevés de minéralisation dans les bains? l'appétit se prononce, les fonctions digestives acquièrent de l'activité, une réaction vitale s'empare des ulcères atoniques, ils s'avivent ; un pus lié, épais et homogène s'exhale de la surface ulcérée qui se couvre de bourgeons rouges et charnus ; une modification s'est opérée dans les éléments chimico-moléculaires de cette suppuration de mauvaise nature. Cette phase de transformation et de substitution dans laquelle entre l'affection strumeuse et ses lésions secondaires était autrefois nommée période de coction ; la physiologie pathologique éclairée par des expériences et des inductions plus positives rattache ces transformations organoplastiques à une réaction vitale qui modifie la nature pathologique de ces ulcères, celle de leurs sécrétions que des élaborations nouvelles disposent à contribuer à la production des éléments favorables à la cicatrisation, mais ces ulcères de même que la carie, l'engorgement des glandes lymphatiques et le goître, étaient sous la dépendance d'un état diathésique qu'il a fallu préalablement modifier et neutraliser avant de guérir les affections secondaires qui en sont l'expression extérieure. En effet la cure des affections symptômatiques a commencé à s'effectuer avec les progrès de la tolérance des bains ; c'est-à-dire lorsque les eaux minérales avaient déjà exercé leur influence régénératrice sur la constitution viciée des malades.

Lymphatisme, 1er degré de la diathèse tuberculeuse héréditaire, guérison après 3 ans de traitement avec les eaux chloro-bromurées de Salins.

Trois jeunes sœurs de 6, 8 et 10 ans, blondes, à chairs molles et dont la peau est blanche, portent sur la figure et dans leur constitution, l'expression caractéristique de la complexion phlegmatique ; leur mère mourut de la phtisie pulmonaire, ainsi que leur frère qui succomba à cette maladie à l'âge de 4 ans : plusieurs de leurs parents les plus proches ont été atteints de scrofule et de difformités, surtout de claudication congéniales, ils étaient bossus ou boiteux. Elles toussent habituellement, sont essoufflées au moindre exercice, elles ont un médiocre embonpoint, des ganglions lymphatiques forment un chapelet autour de leur cou. Un vaste eczéma impétigineux occupe le cuir chevelu ; elles ont la peau sèche, de l'inappétence, des mauvaises digestions, le ventre gros, sont sujettes à la diarrhée et à l'helmintiase. Toutes sont anémiques ; deux médecins très-expérimentés ont constaté sur l'une d'elles nommée Louise, la présence de tubercules au sommet du poumon gauche. Matité circonscrite dans cette région de la poitrine ou l'on perçoit quelques craquements humides, disséminés; de l'obscurité dans le bruit respiratoire qui est un peu rude. A ces signes fournis par la percussion et l'auscultation venaient se joindre une toux sèche, des sueurs nocturnes à la tête, et une légère accélération du pouls. L'état de la malade pouvait se résumer ainsi : présence de quelques tubercules milliaires au sommet du poumon gauche, commencement de ramollissement; induration au pourtour des tissus tuberculisés; ces mêmes médecins jugèrent par les antécédents observés dans la famille, que les deux autres sœurs de la malade pourraient également bien recéler dans leur constitution des éléments latents de prédisposition à la phtisie tuberculeuse. Pendant six semaines ces trois jeunes filles se baignèrent chaque jour et durant environ deux heures, dans un bain d'eau tiède dont la minéralisation avec l'eau mère de la saline, fût graduellement portée de 3 jusqu'à 10°. Dans la dernière période du traitement, elles se lotionnaient la tête avec l'eau mère attiédie et buvaient en sortant du bain un verre de l'eau de la source A-4, pendant qu'elles étaient plongées dans l'eau chloro-bromure chauffée, elles en respiraient les vapeurs concentrées dans un cabinet très-exactement clos, en sorte qu'à leur insu et celui du médecin, elles étaient soumises à un traitement par les inhalations au milieu d'une athmosphère chlorurée. La cure étant terminée on ne remarquait plus d'engorgement glandulaire ni d'éruption impétigineuse au cuir chevelu. Si l'auscultation ne révélait plus de craquements humides dans la partie indurée du poumon, le bruit respiratoire restait encore un peu obscur mais beaucoup moins rude ; on remarquait de même une matité beaucoup moindre, c'est-à-dire en résumé, qu'il y avait une diminution notable de l'engorgement prituberculeux et que la marche de la maladie vers le ramollissement avait été pour le moins arrêtée. Mlle Louise ne toussait plus, était sans fièvre ; elle avait la peau molle, de l'appétit, un peu de teint, elle reprenait de la carnation, de la force et n'éprouvait aucune gêne dans la respiration même en montant rapidement les escaliers, elle a actuellement 23 ans, son poids est de 66 kil., sa poitrine est large, bien développée, la menstruation s'effectue régulièrement. Le père de ces enfants, encouragé par ces succès inespérés, (car il pensait que sa fille Louise allait succomber à la maladie de sa mère et de son frère), leur fit suivre ce même traitement pendant trois années consécutives, ensuite on jugea inutile de le continuer. Ces demoiselles se trouvaient dans les plus excellentes conditions de santé. A l'exception de la cadette, elles sont mariées et leurs jeunes enfants ont une bonne constitution. Ces renseignements m'ont été donnés dans les plus grands détails et avec le plus de précision possible par le père de ces jeunes filles, M. P... qui demeure avec sa famille à Dôle. J'ai eu tout le temps nécessaire pour vérifier le diagnostic du médecin traitant, pendant qu'elles étaient en traitement à Salins, et me former une opinion éclairée sur la nature de la maladie et les résultats thérapeutiques de cette médication minérale. Si elle a réussi à guérir cette première période de tuberculisation, il faut l'attribuer à la constitution molle et lymphatique de la malade, à l'état torpide de cette affection diathésique, à l'absence de réaction phlogistique, conditions générales et pathologiques, indispensables au succès de la cure de la maladie avec ces eaux chlorurées fortes, tandis que leur administration balnéique aurait fait courir les plus grands dangers à des tuberculeux doués d'une constitution éréthique, disposés à des congestions fluxionnaires du côté des poumons.

Les lésions concomitantes, l'exezéma impétigineux, l'adénite sous-maxillaire, la constitution lymphatique et l'état d'anémie engageraient à penser que cette tuberculose était de nature scrofuleuse, qui prend des formes morbides différentes selon les tissus siége de la maladie, l'âge, les aptitudes idiosyncrasiques des organes à revêtir telle ou telle forme anatomo-pathologique. Chez les scrofuleux qui succombent à une période avancée de la maladie, on trouve constamment des tubercules dans les poumons, en général ils doivent être considérés comme la plus haute expression de la scrofule, et constituent ainsi que le dit M. Lugol, le signe pathognomique de cette diathèse ; d'ailleurs qu'on admette ou non cette origine commune, quelle importance cette étiologie différentielle peut-elle avoir relativement au traitement? à moins de tenir compte des indications relatives à la constitution torpide ou éréthique des poitrinaires, à la période de la maladie, à sa marche très-lente, exempte de réactions inflammatoires dans les tissus tuberculisés et de sympathies morbides très-prononcées ; toutes choses d'ailleurs égales et ces conditions étant admises, on ne peut s'empêcher après l'exposé de cette observation d'appliquer aux eaux bromurées de Salins, ce passage extrait de l'ouvrage de M. le Dr Engelhmann sur l'efficacité des sources de la saline de Kreusnach p. 69-1840. « Une des propriétés les » plus remarquables de nos sources est celles qu'elles » manifestent dans la disposition héréditaire à la » phtisie tuberculeuse, l'on aura toujours beaucoup » gagné, si l'on tarit l'affection scrofuleuse qui est » souvent le principe de la maladie.

Nos eaux sont l'agent le plus efficace de prophylaxie lorsqu'elles sont administrées à des enfants issus de parents tuberculeux ou scrofuleux, et qu'ils présentent dans leur constitution et la conformation anatomique de la poitrine des signes physiques qui font craindre le développement des tubercules pulmonaires à l'époque de la puberté et de la croissance. Dans quelle mesure, l'emploi des bains minéraux, celui de l'eau en boisson et les inhalations chlorurées ont-ils contribué à déraciner dans les constitutions viciées de ces enfants, les germes héréditaires de la scrofule et des tubercules, maladies qui n'ont épargné aucun membre de leur nombreuse famille et dont ils présentaient les symptômes précurseurs! J'ai lieu de croire que l'honneur de cette cure prophylactique revient au concours simultané de tous ces agents minéraux qu'on a fait servir à ce traitement. Dès ce moment je prends note de cette observation, elle vient à l'appui des motifs que je dois exposer sur l'origine commune de la scrofule et de la tuberculose.

A la fin de chaque observation, j'ai cherché à me rendre compte des changements survenus dans l'organisme après l'emploi des eaux minérales: en me plaçant en face de ces modifications à mesure qu'elles se produisent, j'ai pu en suivre la succession, les étudier dans leur ensemble, ensuite au moyen de déductions émanées de la physiologie thérapeutique, me former une opinion la plus rationnelle sur les propriétés médicales de ces eaux dans le groupe de maladies que renferme le cadre nosologique que j'ai adopté. Ainsi la comparaison des résultats curatifs mis en rapport avec l'état des malades avant, pendant et après le traitement, devient par ce rapprochement plus accessible à l'intelligence. Un fait qui domine toute la question qui nous occupe est la faculté que ces eaux possèdent, de relever la tonicité des organes digestifs, lorsqu'elle est tombée dans un état d'inertie, comme on l'observe dans l'anémie lymphatique; de ce point de départ découlent tous les actes de la vie organique qui président à la régénération viciée par la diathèse.

Ces considérations hydro-minérales nous feront aborder la question qui a trait au chlorure de soude et au fer comme agents spécialement appropriés à la cure de ces états dyascrasiques.

Parmi les éléments minéraux du sang, dominent le chlorure de soude et le fer qui entre pour un septième dans la circulation ; ces deux substances sont les stimulants naturels qui s'accommodent le plus favorablement avec le mode de sensibilité et de vitalité des tissus organiques, lorsqu'elles sont dans des proportions compatibles avec l'état de santé ; et comme la plupart des altérations constitutionnelles primitives ou consécutives, dépendent du défaut d'harmonie dans les principes constituants de l'hématose ; il s'agit de lui restituer les éléments qui sont en moins et d'éliminer ceux qui sont en plus.

Le chlorure de soude que la nature prévoyante met si largement à notre disposition, réunit toutes les conditions dont je viens de parler pour mettre en jeu ces grandes opérations chimico-vitales de substitution et de transformation organo-moléculaire ; associé au chlorure de potassium il a la faculté de relever l'activité organique enrayée dans l'anémie et le lymphatisme, et de transmettre aux plexus nerveux de l'estomac ainsi qu'à l'appareil d'assimilation, un certain degré de tonicité en rapport avec l'exercice physiologique de leurs fonctions. Un chyle azoté et complètement élaboré est livré à la décarbonisation pulmonaire, il se convertit au contact de l'oxigène de l'air, en fluide sanguin riche en globules rutilants combinés avec le fer; les humeurs viciées ou surabondantes sont neutralisées puis éliminées par les grands émonctoires de l'économie, tels que les appareils de secrétion et les téguments organes supplémentaires des poumons; l'équilibre est rétabli entre le système des vaisseaux lymphatiques et celui des capillaires sanguins artériels; la constitution est régénérée par l'épuration des humeurs viciées et la restitution des globules sanguins à la circulation. Malgré l'absence du fer dans nos sources, on le trouve en quantité normale dans le sang des chlorotiques avec les globules, parce que leur formation ainsi que celles du cruor et des éléments ferrugineux est subordonnée à l'énergie digestive, aux élaborations parfaites du chyle et de l'hématose.

Les analyses faites par MM. Andral et Gavarret, établissent qu'à l'état physiologique sur 1000 grammes de sang, on compte 127 globules, tandis que dans l'anémie le chiffre des globules peut descendre jusqu'à 50 et même 30; cette observation nous rend compte de la pâleur, de l'énervation, de l'aversion pour les mouvements symptômes caractéristiques de l'anémie chlorotique. Puisque l'accroissement des globules rouges est l'élément d'excitation organique, on comprend que l'hématose dépouillée de ce principe de vitalité, n'est plus dans les conditions physiologiques pour mettre en activité les appareils de réparation nutritive et de relation ainsi que les fonctions de la ménopause comme on le remarque assez souvent chez les jeunes filles à l'époque de la puberté. Ce que je viens de dire relativement à la chloro-anémie, s'applique au lymphatisme torpide ; ces maladies offrent des analogies sous certains rapports, elles peuvent dégénérer l'une dans l'autre, se compliquer. La chloro-anémie forme ordinairement la bordure du tableau dans lequel s'encadre le facies strumeux.

L'introduction du chlorure de soude et de potassium dans la circulation par les deux grandes surfaces absorbantes, la peau et la muqueuse digestive, intervient non seulement comme agent altérant et modificateur de l'hématose, mais elle fait tolérer l'ingestion des préparations ferrugineuses, qui sont rendues assimilables, tandis qu'avant la tolérance des bains salés, l'estomac des malades ne pouvait les supporter. Le chlorure sodique devient un adjuvant du fer, de même que le manganèse, leur administration par la bouche et les bains, en multipliant les surfaces d'absorption accroit la puissance de leurs propriétés thérapeutiques.

Il en est de même de l'association de la soude chlorurée au bromure de potasse, employé seul dans les bains ou en boisson, M. le professeur Trousseau, place le brômure parmi les contro-stimulants cardio-vasculaires, tandis qu'en l'associant à la potasse et avec l'hydro-chlorate de soude, ces deux sels se renforcent l'un par l'autre et deviennent un agent reconstituant et dynamo-plastique de premier ordre qui s'assimile à la molécule organique : charriés par la circulation capillaire avec les globules ferrugineux, ils pénètrent dans la trame de tous les tissus, en modifient la vitalité morbide et la font concourir à l'harmonie des fonctions.

On croirait en lisant ces lignes que j'attribue exclusivement à la stimulation minérale les opérations chimico-vitales développées dans l'organisme pour expliquer tous ces phénomènes de substitution et de transformation ; il convient de faire une part à l'action du chlorure de soude sur les téguments, en qualité de stimulant, dont il active les fonctions et les échanges gazeux qui se font à sa surface ; il neutralise par la soude des chlorures, les acides qui sont en excès dans les humeurs. Les urines deviennent neutres d'acides qu'elles étaient auparavant ; la soude introduite dans le sang facilite la combustion des substances albumineuses et sucrées, elle restitue à la circulation la soude chlorurée qui lui faisait défaut en partie et dont la présence est reconnue indispensable à l'exercice normale de la vie ; cette substitution contribue au bénéfice de la rénovation constitutionnelle. S'il ne se fait pas de crises manifestes et d'éruption critiques comme aux bains des salines allemandes, elles s'effectuent lentement par les seuls efforts de la nature médicatrice auxquels les eaux salines ont donné une impulsion vitale. Toutefois cette incitation et la tonicité imprimées aux plexus nerveux ganglionnaires, précèdent les opérations de la chimie vivante.

On a du remarquer dans un grand nombre de mes observations que j'insiste d'une manière particulière sur la tolérance de ces eaux, ce sujet d'étude n'a pas encore fixé sérieusement l'attention des balnéographes; il est cependant d'une si haute importance que les degrés de minéralisation se règlent d'après la tolérance de ces bains et qu'on doit renoncer à cette médication thermo-minérale lorsqu'elle n'est pas supportée par les baigneurs.

Je consacrerai un article particulier à ce mode d'action différentiel, qui ne manque pas sous un autre point de vue d'avoir une portée scientifique selon que ces eaux sont considérées comme contro-stimulantes ou dynamo-plastiques.

Indications prophylactiques et curatives.

L'indication des maladies susceptibles d'être très-favorablement modifiées, par les eaux minérales de Salins doit se renfermer dans les limites posées par la spécialité de ce traitement contre le lymphatisme, l'anémie, l'énervation et le premier degré de l'état strumeux. Ce domaine de pathologie est assez vaste et digne du plus haut intérêt pour la science et l'humanité, si l'on mesure l'importance de ces études au développement progressif de la diathèse lymphatique et des affections qui en dépendent, à l'énergie curative des eaux chlorurées fortes contre cette affection qui prend des proportions effrayantes pour l'avenir de la société ; à ce sujet il suffit de consulter les tableaux de statistique médicale des grands hôpitaux civils, ceux surtout des maisons pénitentiaires ; le relevé des cas d'exemption du service militaire dans les villes industrielles et manufacturières. A Genève le quart des détenus dans les prisons sont atteints de scrofule ou d'affections qui en dérivent.

Ce qui manque à beaucoup de sources minérales pour en assurer le succès, ce sont les indications précises ; ce reproche ne peut être adressé aux eaux chloro-bromurées fortes : leurs attributs thérapeutiques appartiennent depuis longtemps au domaine de la médecine pratique, dans le cercle bien circonscrit de l'anémie et de la viciation strumeuse, cet article est consacré à spécifier les applications de ces eaux chlorurées à ce groupe de maladies.

Des bains comme ceux de Salins qui renferment une masse de chlorure de soude et de fortes proportions de bromure de potasse, deux éléments minéraux qui se renforcent l'un par l'autre, doivent nécessairement jouir de propriétés dynamo-plastiques reconstitutives, ainsi que je crois l'avoir démontré, et agir comme de très-puissants modificateurs du lymphatisme torpide et de l'anémie ; j'insiste sur ce caractère d'asthénie, parce que si l'état général détermine les principales indications, quelques formes morbides qu'affectent ces maladies peuvent modifier le traitement ; c'est ici l'occasion de revenir sur la distinction déjà établie entre le lymphatisme éréthique et celui qu'on nomme torpide ; à cette dernière forme, les bains chlorurés forts, à la température de 32 à 34° c. sont particulièrement indiqués, tandis qu'on doit si non exclure de ce traitement, l'éréthisme, les dispositions inflammatoires, du moins abaisser les degrés de minéralisation des bains et leur température, au lieu de les fortifier par des additions d'eau mère comme on le pratique dans l'état d'asthénie constitutionnel et de scrofule indolente. La surexcitation nerveuse, celle du système sanguin avec disposition aux réactions inflammatoires, ou bien un état de cachexie avec déglobulation du sang, bouffissure de la face, œdème des extrémités etc., sont des contre-indications à l'emploi des bains de Salins; toutefois dans ces cas, on évitera ces deux extrêmes. Le traitement ne sera avantageusement administré, qu'autant que les malades possèdent dans une certaine mesure assez de forces radicales, pour que l'excitation balnéaire puisse relever l'innervation ganglionnaire de l'état d'inertie dans lequel il se trouve et rétablir le jeu physiologique des synergies.

Un traitement susceptible de modifier une diathèse aussi considérable que la scrofule, peut à plus forte raison la combattre avec succès, en prévenir le développement et le lymphatisme, complexion qu'une mauvaise hygiène prédispose à la viciation strumeuse, car qui peut le plus doit nécessairement pouvoir le moins.

J'avertis préalablement qu'on ne doit pas être étonné

si j'insiste d'une manière toute particulière sur la tolérance de ces eaux minérales administrées en boisson et sous forme de bains ; cette faculté est la base et le point de départ de toutes les indications curatives et prophylactiques. Nous verrons plus loin qu'elle donne la mesure de la minéralisation progressive des bains chlorurés. On saura que ces eaux sont tolérées et deviendront salutaires par les améliorations qu'elles procurent à l'état général, dans l'exercice des fonctions et par le sentiment de bien être et de corroboration qu'on éprouve après la sortie du bain.

La médecine ne possède pas d'agent prophylactique qui surpasse en efficacité les bains sodo-bromurés contre les prédispositions strumeuses, ils opèrent de merveilleuses transformations et donnent une nouvelle existence aux enfants d'une complexion lymphatique héréditaire ou acquise ainsi qu'à ceux qui ont une constitution faible, chétive et dont la croissance est retardée. Les enfants phlegmatiques supportent beaucoup mieux que les adultes les bains fortement chlorurés ; en raison de cette aptitude, leur état morbide se régénère beaucoup plus complètement et dans une courte période de temps. La supériorité de cette hydro-thérapie préventive se fait surtout remarquer parmi les jeunes personnes des deux sexes qui présentent une prédisposition aux vices de conformation, aux déviations de la colonne épinière, au rachitisme ; à ceux dont la croissance trop rapide, et le retrécissement de la poitrine, peuvent devenir une cause de tuberculisation pulmonaire ainsi qu'on l'observe trop souvent, surtout quand il existe des antécédents de cette affection dans la famille. Cette balnéation favorise l'apparition des règles, fortifie la constitution des jeunes filles à l'époque de la puberté; prévient l'invasion de l'anémie chlorotique et les névroses cortège inséparable de cet étiolement précoce de la vie.

L'usage intérieur de l'eau de la source est indiquée dans la dyspepsie acide, l'helmintiase; un état habituel d'embarras gastrique; elle ranime l'activité de la circulation veineuse et des organes sécréteurs de l'abdomen; le tube alimentaire est débarrassé du mucus exubérant qui en tapisse les parois : cette boisson minérale excite l'appétit, les fonctions digestives, elle devient apéritive, diurétique, et facilite l'écoulement de la bile, mais toujours à condition qu'elle est bien digérée.

On évitera de prescrire la boisson de l'eau minérale, lorsqu'elle offre une répugnance invincible malgré sa gazéification, qu'elle provoque des nausées, des renvois et cause des troubles digestifs. D'ailleurs cette boisson n'est pas indispensable au succès du traitement général, dont elle est considérée comme l'agent auxiliaire. Ces eaux minérales sont également contre indiquées lorsqu'après quelques bains faiblement minéralisés et à une température convenable, les malades éprouvent une perte absolue d'appétit, de la diarrhée, un embarras gastrique, de la courbature, de l'agitation dans le sommeil, un malaise général, de la cephalagie, un surcroît d'énervation, phénomènes propres au défaut de tolérance. Les immersions dans l'eau salée froide sont contraires et même dangereuses aux personnes affaiblies dont la peau atone ne peut réagir ou d'une manière lente et incomplète après une immersion de courte durée. Il en sera question plus particulièrement à l'article hydrothérapie.

Dans l'adénopathie, les topiques d'eau mère, agents puissants de résolution des glandes engorgées, sont considérés comme adjuvants du traitement par les bains généraux ; cette indication ne se borne pas aux adénites passives, au goître, aux engelures ; elle s'étend encore aux glandes ulcérées, à la carie osseuse des os courts etc. La douche prévient le développement des inflexions vicieuses de la colonne vertébrale qui se manifestent dans le jeune âge ; en fortifiant les appareils ligamenteux et les muscles intervertébraux ; par cette même puissance tonique et stimulante, la projection de l'eau minérale, sur les lombes et l'épine dorsale, a la propriété de corroborer ce système nerveux ; elle contribue à la croissance quand elle offre un temps d'arrêt : remonte l'innervation rachidienne ; s'oppose énergiquement à l'énurésie chez les enfants et aux pollutions nocturnes à l'âge de la puberté etc... Dans tous ces cas pathologiques les bains doivent être associés à la douche. Ce traitement minéral a-t-il été négligé dans la première période de la vie, la viciation lymphatique origine des lésions symptomatiques que je viens d'énumérer rapidement, enfonce ses racines dans l'organisme débilité et l'on sait ensuite combien il faut de soins hygiéniques et de persévérance dans cette médication chloro-bromurée pour neutraliser les éléments générateurs de la diathèse et parvenir à une cure radicale que des médecins étrangers aux succès obtenus à l'établissement minéral de Salins, sont disposés à contester.

Le sentiment de la paternité fascine les parents et les empêche d'avoir un jugement exact sur la santé de leurs enfants ; ils les regardent comme forts et bien portants, malgré leur complexion débile et lymphatique; cependant sous l'influence des conditions hygiéniques défavorables, de la dentition etc. ; cette constitution phlegmatique s'exagère, elle passe par transition à la première période de l'état strumeux. Il est alors, du devoir du médecin, lorsqu'il est consulté, de détruire ces illusions paternelles pleines de déceptions et d'engager les parents à faire prendre à leurs enfants des bains chloro-bromurés, afin de prévenir l'explosion de cette diathèse, tandis qu'il en est temps encore, bien plus la santé des chefs de famille est-elle détériorée, portent-ils les stygmates de la scrofule, quelque soit l'état de la santé des enfants on doit les prémunir contre cette maladie héréditaire, au moyen des bains salés hygiéniques, fortifiés par les eaux mères bromurées. Le but prophylactique qu'on se propose par cette balnéation minérale ne peut être atteint qu'autant que les enfants seront soumis à ce traitement préventif, durant 2 à 3 années consécutives, bénéfice curatif auquel on fera concourir tous les moyens choisis dans une bonne hygiène ; la régénération de la constitution ne peut être obtenue qu'à cette condition. C'est ici que doit être rappelé ce distique qui sert d'épigraphe à cet opuscule.

In principüs obstà, sero medicina paratur
Cinn mala per long as invalucre moras.

En général pour peu qu'on remarque une disposition héréditaire ou acquise à un état morbide général ; dans la convalescence des longues maladies qui ont abaissé l'innervation spino-ganglionnaire à la suite des fièvres graves ; des fractures comminutives des extrémités inférieures qui ont exigé un long séjour au lit ; dans tous les cas où il existe un épuisement des forces radicales, cette balnéo-thérapie est parfaitement indiquée.

Hydrothérapie.

Rendre à la peau, organe supplémentaire des poumons, toute son activité physiologique au moyen des immersions d'eau froide qui font affluer le sang des capillaires aux téguments, c'est augmenter la surface par laquelle se font les échanges gazeux et contribuer pour une large part à la combustion des éléments azotés et à l'hématose : de plus la tonicité de retour à la périphérie, se reflèchit aux plexus de la vie organique par l'entremise des expansions nerveuse des téguments, tandis que la stimulation vitale est transmise avec les bains minéraux thermalisés du dedans au dehors, à l'ensemble des appareils viscéraux de réparation et de reconstitution, par l'absorption cutanée des éléments chlorurés tenus en solutions dans les bains. Ces deux modes de traitement donnent à peu près les mêmes résultats thérapeutiques, à l'exception, en ce qui concerne l'hydrothérapie, de la restitution au sang, du chlorure de soude, élément minéral indispensable à l'hématose et qui en fait partie à l'état de santé. Le traitement du lymphatisme et des énervations constitutionnelles par les bains chlorurés chauffés ou l'hydrothérapie donne comme on l'observe, à peu de différence prés, les mêmes résultats curatifs, qui consistent à fortifier l'innervation, les fonctions organo-hémateuses et à transformer selon l'expression de M. le docteur Fleury le tempérament lymphatique en tempérament sanguin ou du moins, à établir une équilibration entre les vaisseaux blancs et ceux artériels.

L'indication qui prime sur toutes les autres dans l'emploi de l'hydrothérapie et qui est un obstacle à sa généralisation, est la possibilité de susciter promptement et d'une manière complète, une réaction des forces vitales à la périphérie, en même temps que la caloricité se maintient à un degré un peu plus élevé que celui de la température habituelle du corps, avec un sentiment de bien-être et de corroboration.

La réaction dit l'auteur que je viens de citer, est l'instrument exclusif de la guérison ; si elle ne se produit point, le traitement reste incomplet et devient même la cause « d'accidents plus ou moins graves. » *Traité pratique d'hydrothérapie*, *page* 223, 1856.

L'hydrothérapie convient à la scrofule éréthique ou sub aigues, par conséquent elle serait nuisible au lymphatisme torpide à l'anémie chlorotique, maladies que nous savons impuissantes à réagir ; par conséquent elle est contre indiquée aux vieillards ; son emploi peut être funeste aux enfants grêles faibles et délicats ; aux femmes nerveuses, très impressionnables, qui sont dépourvues d'un degré suffisant de résistance vitale, et chez lesquelles une réaction s'établit difficilement, après un bain de courte durée, dans l'eau froide. Il en est de même sous ce rapport des personnes dont la poitrine est resserrée, mal conformée, qui sont prédisposées aux congestions sanguines soit du côté de la poitrine ou du cerveau ainsi qu'à la tuberculisation pulmonaire ; quelle que soit l'indication, il ne faut point attendre un second frisson, avant de sortir le malade du bain ou de la douche. L'hydrothérapie saline occupe une large place à l'établissement minéral de Salins ; les bains de courte durée, les immersions dans l'eau 11 à 12°, les irrigations, les douches à basse température ; la sudation, l'emmaillottement, le massage, les frictions rudes ; tous ces moyens de curation sont mis en pratique à l'établissement hydro-thérapique qui fait partie des thermes chlorurés de cette ville. On ne peut s'empêcher de considérer le traitement par l'eau froide comme un agent spécial de prophylaxie dans le jeune âge et la première période de la vie, il a passé dans la pratique commune, aux Etats-Unis d'Amérique, en Angleterre, et depuis quelques années il prend de l'extention en France où il donne les résultats les plus favorables.

D'ailleurs l'établissement de Salins réunit un double avantage ; dans le cas où les malades ne peuvent pas supporter les bains salés froids ou n'en retirent point les avantages qu'ils attendent ; ils peuvent sur les mêmes lieux, sans se déplacer, prendre une série de bains thermaux chlorurés, mieux accommodés à leur constitution, à l'âge, à la nature de leur maladie ; en sorte que ces deux médications qui se suppléent l'une et l'autre, répondent à toutes les indications thérapeutiques, relativement aux maladies qui font l'objet de ce travail.

Traitement. — Mode d'administration des eaux chloro-sodiques bromurées de Salins, selon les indications.

Je suis entré dans quelques développements au sujet de l'histoire des malades que j'ai traités avec les eaux de Salins, dans le but de donner des notions positives sur les indications que réclame cette médication. Ces connaissances étant acquises, je vais m'occuper du mode d'administration de ces eaux.

De même que dans tous les autres établissements d'eaux minérales, celles de Salins sont employées en boisson, sous formes de bains, de douches et de topiques; à ces divers modes d'administration, il faut ajouter les bains de piscine, les inhalations d'eau minérale vaporisée et l'ydro-thérapie.

L'eau de la source du puits à muire A-4°, à cause de son moindre degré de minéralisation, est employée exclusivement en boisson, elle alimente la fontaine d'hygie, d'un côté elle verse l'onde pure et limpide de la source, de l'autre, cette même eau chargée de gaz acide carbonique, pétille en flots écumeux dans la coupe des malades; on la boit à jeun et après le bain, à la température de 11° 50 c. qui est celle de la source. Deux à trois cuillerée de cette eau coupée avec du lait, suffisent à un enfant de trois ans et au-dessous; au début, la dose pour un adulte est d'un à deux verres, 3 à 4 décilitres; par la suite elle peut être augmentée et même doublée, si la tolérance et l'état du malade l'exigent, entre l'ingestion de chaque verre de cette eau, il est recommandé de mettre un intervalle de 10 à 12 minutes et de faire une petite promenade dans le jardin de l'établissement, afin de faciliter la digestion et le passage de cette eau par les urines, résultat que procure presque toujours la boisson de l'eau minérale gazeuse; le mélange de gaz acide carbonique la rend non-seulement plus digestive, mais encore, elle lui enlève une partie de la répugnance qu'elle inspire à certaines personnes délicates, le dégoût vient-il à persister, le degré de salure sera tempéré par l'addition d'un tiers d'eau commune ou de lait sucré, ensuite avec l'accoutumance le malade finit par en boire un à deux verres, et sans la moindre répulsion. Dans la cas où malgré ces précautions elle occasionne de la pesanteur à l'estomac, des renvois, de l'annorexie, un embarras gastrique; il est dangereux d'en continuer l'usage, parce qu'en abaissant l'activité des fonctions digestives, on neutralise les effets thérapeutiques des bains. En général le guide le plus sûr qu'on doit consulter est le goût du malade et la tolérance de l'eau minérale, quand elle est bien digérée elle provoque constamment l'appétit peu de temps après son ingestion. Cette faculté lui donne des propriétés altérantes, qui lui sont refusées lorsqu'elle détermine des troubles digestifs et un flux intestinal, car dans ce cas, son défaut d'absorption l'empêche de passer dans la circulation. S'agit-il de produire un effet purgatif cette indication est remplie par l'addition dans l'eau chlorurée de la source, de 5 à 6 grammes de magnésie decarbonatée, la saveur âcre et styptique de l'eau mère, son action vomi-purgative, lorsqu'elle est bue même à la dose d'un verre, la répugnance insurmontable en essayant, de la boire; font que cette eau saline concentrée, riche en brôme, n'est pas admise pour l'usage intérieur; il est très-facile de lui substituer 1 gr. 50 c. à 2 grammes de bromure de potassium enveloppés dans du pain azyme ou sous forme pilulaire et de capsule; cette dose est divisée en deux parties égales, après chacune d'elles on boit, à la distance d'une demi-heure, un verre d'eau de la source gazéifiée. Ce mode d'administration remplit toutes les indications que présente l'eau mère de la saline sans en offrir la répugnance et les dangers. L'ingestion de l'eau de la source ne présente pas une indication formelle et absolue à moins qu'il ne faille agir directement sur la muqueuse digestive pour en modifier la vitalité et les sécrétions morbides. Cette boisson est considérée comme un adjuvant et un auxiliaire des bains généraux; ils composent la partie principale et la plus importante du traitement qui consiste à faire passer dans le sang par l'absorption cutanée et l'assimilation les éléments minéraux de cette eau chloro-bromurée; prise à l'intérieur et à doses fractionnées elle serait insuffisante à remplir cette indication et produirait par son usage immodérée des purgations contraires au but thérapeutique qu'on se propose d'atteindre. En raison de la vaste surface absorbante des téguments, les bains chorurés chauffés de 27 à 28° c. réunissent toutes les conditions favorables à ce traitement ; ils introduisent dans la circulation les éléments minéraux de ces eaux chloro-bromurées, sans surexciter la muqueuse gastro-intestinale, double avantage qui doit être pris en considération de premier ordre, dans l'administration de ces bains, et avec des motifs d'autant plus puissants que c'est à la balnéo-thérapie qu'il faut s'adresser pour modifier l'état morbide constitutionnel. La puissance active du bain réside dans sa minéralisation et sa température, il appartient au médecin de régler l'une et l'autre et de les accommoder à l'impressionnabilité de la peau, à l'âge, au sexe et à la nature de la maladie. Un appareil caléfacteur élève dans une vaste cuve, l'eau de la source chauffée à 85° sans en altérer les éléments minéraux; de ce réservoir et d'un autre plein d'eau minérale froide, placé au-dessous du premier, partent des tuyaux, ils aboutissent aux baignoires munies de deux robinets; l'un verse dans le bain l'eau minérale chauffée et l'aûtre, celle à basse température telle qu'elle émerge de la source; au moyen de vase dont la capacité est déterminée on transporte l'eau mère qui se mélange à celle du bain, cette addition sert à en graduer la minéralisation; par ces procédés on arrive, selon les indications à obtenir le degré de chaleur et de minéralisation, qu'il est facile de constater en plongeant dans le liquide, un thermomètre et l'aréomètre de Baumé.

Les prescriptions sont subordonnées à des appréciations dont il convient de tenir compte dans la direction à donner à cette médication hydriatique; la minéralisation, le degré de température, la durée du bain ne sont pas les mêmes dans la scrofule torpide, la complexion lymphatique à sensibilité obtuse et celle qui présente un certain degré d'éréthisme ou de réaction sanguine. En général on devra se régler dans cette administration balneïque sur la tolérance ainsi que j'ai eu le soin de le signaler dans l'histoire des malades.

Le bain des jeunes filles et des enfants au-dessous de 3 à 4 ans, se composera dans les premiers jours avec l'eau de la source qui sera mitigée avec un mélange d'eau commune dans laquelle on délayera de l'amidon ou de la gelatine, afin d'éviter le prurit et l'excitation nerveuse que le bain pourrait occasionner ; il aura une température indifférente et une durée d'une demi-heure ; dans la suite du traitement la tolérance permettra de préparer le bain avec l'eau pure de la source, d'en élever progressivement la minéralisation au moyen des additions d'eau mère et d'en prolonger la durée.

L'eau de la source A-3°c. et le litre d'eau mère en présente 30°. Supposons que le bain pour un jeune enfant soit de 60 litres ; l'addition de deux litres d'eau mère donnera au bain 4° ; en doublant le volume de l'eau et la quantité de muride on obtiendra ces mêmes degrés de minéralisation, ainsi de suite en observant ces proportions dans la composition du bain.

A l'établissement de Salins, la capacité des baignoire est d'environ 2 hectolitres ; admettons qu'on y verse 1 hect. 70 l. d'eau de la source chauffée à 30° c. Ce bain conseillé au début du traitement d'un adulte, tiendra en dissolution, à l'exception des autres sels que je ne comprends pas dans cette évaluation, 5 kil. de chlorure de soude, 11 grammes de bromure de potasse, l'aréomètre marquera 3° de minéralisation égale à celle de la Méditerranée : avec l'addition dans cette même baignoire de 25 litres d'eau mère, ce bain présente 9 kil. 200 de chlorure de soude et 90, 50 de bromure de potassium il aura 5° 50, terme qu'on atteint ordinairement dans les huits derniers jours d'une saison à l'établissement de Salins, etc. La capacité de la baignoire étant connue, le mélange d'un décalitre d'eau mère à celle du bain, lui donne un degré en plus, ce dont il est facile de s'assurer avec l'aréomètre.

Une balnéation d'une aussi grande puissance thérapeutique, réclame une direction prudente autant qu'éclairée, c'est bien ici le cas de dire que la bonne administration de ces bains en assure le succès. Avec des additions progressives d'eau mère on parvient à graduer la minéralisation avec un tel degré de précision que le médecin peut la formuler comme un médicament officinal. Il ne me reste plus qu'une remarque à faire au sujet de la préparation du bain elle est trop essentielle, pour être omise dans cette partie de mon travail ; après avoir constaté la température de l'eau avec le thermomètre et mis dans la baignoire la quantité d'eau mère prescrite, on doit faire agiter avec une rame et dans ses couches les plus profondes le liquide minéralisé, avant d'y plonger l'aréomètre, autrement on aurait une mesure inexacte des degrés de la minéralisation, à cause de la pesanteur spécifique de l'eau mère qui l'entraîne en partie au fond de la baignoire; pour cela même il est recommandé au baigneur de ne point rester immobile dans le bain; d'exercer avec la main des frictions sur les téguments, ainsi que le massage qu'on ne doit pas négliger surtout à la sortie de l'eau. L'eau mère soumise à un seconde et lente évaporation à vase clos, donne pour produit concret une masse saline grisâtre qui contient à très-peu de différence près, les éléments minéraux et les propriétés thérapeutiques de l'eau mère dont ce sel porte le nom en sorte qu'il peut en remplir les mêmes indications curatives.

Chlorure de Potassium.	102,7642
— de Sodium	519, 37
Bromure de Potassium.	2,1992
Sulfate de Magnésie	116,5953

Cette analyse faite par M. Reveil sera reproduite in-extenso à la fin de ce travail.

La facilité avec laquelle on transporte ce sel dans une caisse et à de grandes distances fait qu'il entre maintenant dans la pratique commune pour minéraliser à domicile les bains d'eau ordinaire chauffée, quelle que soit la saison. 2 kilog. de ce sel représentent 3 kilog. d'eau mère, d'après ces données et la capacité de la baignoire étant connue, le mélange de 6 kilog. 500 gram. de ce sel à l'eau du bain, lui ajoute un degré de minéralisation comme le ferait un décalitre d'eau mère. L'avantage que procure ce bain de sel d'eau mère est qu'on peut le prendre à domicile dans toutes les saisons et le faire servir 3 à 4 fois après avoir réchauffé une partie de cette eau minéralisée.

La tolérance des eaux de Salins se manisfeste ordinairement après 8 à 10 jours de traitement par le rétablissement de l'acte digestif qui précède un sentiment de bien être et de restauration des forces, à partir de cette période du traitement, la graduation de la minéralisation doit se faire progressivement à mesure que l'état du malade s'améliore et que les fonctions reprennent leur mode d'activité normale; la tolérance des eaux peut s'élever jusqu'à les minéraliser à 8 et 10 degrés dans le traitement de la chlorose, de l'anémie, de la scrofule torpide etc, lorsque les malades offrent peu de réaction vitale et qu'ils sont à la fin d'une balnéation de 25 à 30 jours; mais il est rare de dépasser ces degrés de minéralisation à moins de s'exposer à faire retomber les baigneurs dans un état d'hyposthénie de débilitation des fonctions organiques, dont ils ont beaucoup de peine à se relever, car il existe un complet antagonisme entre ces deux phases de la médication chloro-bromurée. Ainsi, je le répète la tolérance sert à guider le médecin dans l'emploi des eaux mères destinées à fortifier les bains de l'établissement de Salins. On a souvent recours à la douche, elle rend selon les indications, de grands services à titre d'adjuvant des bains; elle se compose d'eau minérale chauffée au degré prescrit, avec ou sans mélange d'eau mère; la hauteur du récipient est de 9 mètres 50 cent.; en la dirigeant sur les extrémités inférieures et la région dorso-lombaire, elle provoque par sa stimulation l'apparition des règles, chez les jeunes filles pubères, lympatiques, atteintes d'aménorrhée, d'anémie chlorotique; elle fortifie le système nerveux rachidien, contribue au redressement des courbures vicieuses de l'épine dorsale; sa stimulation nervo-sthénique se transmet d'une manière reflèxe des cordons nerveux de la moëlle épinière au plexus de la vie organique et à ceux des organes utérins; elle ranime la mobilité et la sensibilité dans les énervations des membres, épuisement nerveux qu'on remarque dans la convalescence des longues maladies et l'anémie dyspeptique. La douche avec la pomme en arrosoir projetée sur les engorgements glandulaires indolents, de manière à chauffer et rougir les téguments en rapport avec le siège du mal, active la circulation capillaire de ces tissus indurés, elle en facilite la résolution par l'accroissement de l'absorption des humeurs interstitielles, tant qu'on ne dépasse pas une certaine mesure d'excitation locale; dans le cas contraire cette percussion hydro-minérale provoquerait une réaction phlogistique, un foyer purulent et une cicatrice indélébile. La douche continue est un puissant agent de résolution qui contribue très-activement à la résorption des liquides épanchés dans les capsules articulaires siège d'hydarthrose et de tumeur blanche avec tuméfaction des extrémités spongieuses des os longs. Les irrigations pratiquées dans un bain de siège légérement chloruré et gélatineux, sont appropriés à la cure des engorgements passifs du col de la matrice; elle guérissent la leucorrhée de concert avec les bains minéraux bromurés. Des topiques d'eau mère pure ou mitigée, selon l'état torpide ou subinflammatoire des tissus pathologiques, conjointement avec les bains minéraux, donnent les résultats les plus satisfaisants, dans les phlogoses subaiguës des petites articulations, ils s'opposent à l'ulcération des tissus et à la carie des os courts. Le sel d'eau mère de même que le résidu liquide d'évaporation qu'il surpasse en activité, est un agent résolutif des plus puissant. Ce sel placé entre deux linges après avoir été très légérement humectés d'eau salée, s'applique sur les engorgements de la thyroïde et des glandes lymphatiques; ce topique hâte la résolution des tumeurs blanches; il est spécialement conseillé dans les entorses, les contusions, les échymoses. On prépare avec 1 kil. de ce sel délayé dans 8 à 10 litres d'eau, un pediluve généralement employé pour prévenir les engelures si commune dans le jeune âge et les guérir lorsqu'elles ne sont pas ulcérées,

Les frictions, le massage pendant et après le bain, accroissent la faculté absorbante, la tonicité de la peau, l'activité de la circulation capillaire et mettent le baigneur dans les conditions les plus propres pour tirer le meilleur parti de la balnéation minérale.

L'expérience d'accord avec la physiologie thérapeutique fait connaître tous les avantages curatifs attachés à l'emploi des bains de piscine ; celle de Salins résume simultanément presque tous les modes de traitement hydriatique, elle leur en ajoute encore d'autres spéciaux que je vais indiquer. Ce bain en commun dans une eau continuellement renouvelée, à la température de 28°, est parfaitement appropriée comme agent prophylactique et curatif aux enfants lymphatiques, aux jeunes personnes prédisposées à l'anémie chlorotique, à l'état strumeux, aux tubercules héréditaires, au rachistisme et aux vices de conformation de la charpente osseuse ; ils peuvent dans ce vaste bassin d'eau salée à 3°, se livrer à des exercices gymnastiques variés, à la natation, elle fortifie la constitution, active les fonctions digestives élargit la poitrine, en sorte que les poumons acquièrent tout le développement indispensable au jeu libre de la respiration et aux fonctions vivifiantes de l'hémathose. *Cachecticis, natatio maritima jurat.* Roussel.

Deux tritons en bronze, placé en face l'un de l'autre, lancent dans le bassin de la piscine, une colonne d'eau minérale, en se poudroyant dans sa chûte, elle accroit la masse des molécules chlorurées qui s'exhalent de la vaste surface de ce bassin circulaire. sous forme de vapeurs si favorables aux inhalations, mises en contact avec la muqueuse pulmonaire, les vapeurs agissent directement sur cette membrane douée d'une si grande activité absorbante et par voie d'endosmose et de transmission aux tissus interstitiels du parenchyme des poumons, ils subissent une profonde modification dans leur texture intime, elle se communique aux éléments morbides qui se développent dans cet organe.

Des expériences qui viennent d'être faites sur ces vapeurs condensées par M. Reveil, donnent à connaître qu'elles contiennent une notable quantité de chlorure de sodium: 34 gr. sur 1000 gr. En même temps les nageurs reçoivent la douche en passant et repassant sous la forte colonne d'eau projetée par les tritons. Ces avantages réunis font de cette piscine très remarquable sous tous les rapports, un agent d'hydrothérapie complet et le plus approprié à toutes les indications thérapeutiques qu'on cherche à remplir dans les divers établissements thermaux. Les bénéfices obtenus par cette cure, contribuent puissamment avec les exercices du gymnase voisin de la piscine et le concours des soins hygièniques, à faire prédominer l'artérialisation sur les élaborations lymphatiques et à détruire les éléments de la viciation strumeuse ainsi que celle de tuberculisation. Il faut en avoir été témoin pour se faire une idée de la rapidité avec laquelle la balnéation chloro-bromurée et la natation dans la vaste piscine de Salins, modifient la constitution des enfants, car, c'est à cette époque de la vie que ce traitement acquiert le plus haut degré de spécialisation anti-strumeuse.

Cette diathèse prend différentes formes morbides selon le siège et les tissus qu'elle occupe; elles dépendent principalement de l'hérédité, de certaines dispositions organiques, des idiosyncrasies, du climat du genre de vie, des milieux hygiéniques dans lesquels les malades se trouvent. M. le docteur Barrier, de Lyon, a observé que les parents scrofuleux donnent naissance à des rachitiques, à des individus boiteux, bossus ou tuberculeux; Sydenham, Portal, Lugol etc, avaient déjà constaté la communauté d'origine de ces diverses lésions; elles exigent un même traitement à l'exception de quelques indications particulières qui réclament certaines modifications dans l'administration des soins prophytactiques et curatifs. Les trois demoiselles P... et leurs parents que j'ai cités dans ma dernière observation, offrent un exemple très-remarquable de cette filiation lymphatique avec des formes pathologiques différentes.

J'ai la conviction que ces demoiselles auraient été victimes de la tuberculisation pulmonaire, à laquelle elles étaient prédisposées par la naissance et dont elles offraient les symptômes précurseurs, dans le cas où elles n'auraient pas été soumises, à temps opportun et dans le bas âge à un traitement prophylactique par les eaux chloro-bromurée de Salins. Si jamais, dit Laennec, on parvient à guérit le tubercule, il faudra s'adresser à des agents capables d'imprimer une modification profonde dans le système lymphatique, à la tête desquels on doit placer l'iode et les bromures. Dans la première période de la vie et lorsque la maladie débute avec une forme indolente, je revendique en faveur des eaux bromurées de Salins, les avantages curatifs et prophylactiques que le docteur Engelmann accorde aux sources bromurées calciques de Kreusnach. Une de leurs propriétés les plus remarquables, dit-il, est celle qu'elles manifestent dans la prédisposition aux tubercules (sources de Kreusnach, p. 60). Les eaux de Salins présentent à titre égal les mêmes garanties d'efficacité; elles s'étendent comme aux salines allemandes à toutes los Altérations du système lymphatique; ainsi je me propose de le prouver dans une statistique médicale consacrée au traitement de ces affections par les eaux minérales du Jura.

A côté du triste tableau que déroule à nos regards le progrès du lymphatisme et des lésions qui en dérivent parmi les populations rurales et dans les villes manufacturières, il nous reste du moins en compensation, un espoir consolant fondé sur les services immenses que ces eaux minérales et celles des rivages maritimes sont destinées à rendre pour la régénération de la constitution viciée dans la première période de la vie.

J'apprends que l'administration de Paris fait un

enquête sur l'utilité d'un établissement de bains de mer pour les enfants malades. Malgré quelques difficultés qui se présentent pour généraliser cette médication hygiénique dans l'intérieur des terres, il ne serait pas impossible de créer des bains publics chlorurés dans les salines de l'est ; afin de rendre cette balnéation profitable aux ouvriers indigents de ces localités qui sont communément affligés par les maladies lymphatiques. Cet obstacle s'est abaissé à Salins devant la charité inépuisable de M. de Grimaldi, créateur et propriétaire des bains de cette ville, un grand nombre de malades atteints de lymphatisme constitutionnel, se rendent tous les ans, durant la belle saison, aux bains chlorurés de cette station minérale où ils sont traités gratuitement par les médecins attachés au service de cet établissement.

Hygiène pendant la saison des eaux.

La sobriété recommandée à toutes les personnes faibles et malades, est indispensable pendant qu'elles sont soumises à un traitement par les bains chlorurés. Le régime se composera de viande rôties et grillées auxquelles on associe des légumes et du jardinage préparés au jus, des œufs à la coque, des fruits bien mûrs et l'usage de vin vieux rouge, pris en petite quantité à chaque repas qui seront réguliers ; la quantité des mets est en rapport avec l'appétit et l'énergie des forces digestives, toutefois, il convient de sortir de table avec le désir de manger encore, de manière à ménager les forces de l'estomac sans en épuiser l'activité; un exercice modéré facilite le jeu fonctionnel des organes et de la peau; la fatigue, les indigestions causent l'énervation musculaire, des troubles digestifs, ils enrayent l'action curative des bains et forcent de prolonger la durée du temps consacré au traitement.

Hygiène des enfants.

Dès le berceau, l'enfant qui présente une faible constitution exige la plus grande sollicitude de la part de la famille, le régime, les soins hygiéniques et de propreté, l'allaitement maternelle et à son défaut le choix d'une bonne nourrice, exercent une grande influence sur sa constitution et sa santé; durant la saison froide et pluvieuse, il sera placé dans une chambre chauffée modérément, ouverte aux salutaires influences de la lumière et du soleil; après le sevrage on ne tient pas assez compte de l'état des voies digestives, on donne aux enfants des aliments que leur estomac débile n'est pas apte à digérer, des bouillies lourdes et épaisses; elle occasionnent de continuelles indigestions, des diarrhées incessantes qui enlèvent au sang ses éléments de reconstitution et de réparation; d'une autre part, il ne faut pas croire rendre les enfants plus forts en les nourrissant exclusivement avec des substances animales; ce régime est aussi contraire à leur santé, qu'une nourriture végétale, lourde, indigeste, peu nutritive. M. le docteur Patissier, a remarqué que l'usage absolu des aliments trop azotés, énervait l'estomac après l'avoir surexcité et finissait par enrayer le travail d'assimilation principale cause du lymphatisme.

On ne saurait trop insister contre l'abus d'une alimentation copieuse ou trop succulente que la routine conseille pour prévenir dans le bas âge le rachitisme et détruire la disposition à la scrofule, tandis que ce régime vicieux est une des causes principales de ces maladies qui débutent le plus souvent par le muguet, symptôme qui se montre très-souvent dans la subinflammation de la muqueuse digestive.

La nourriture doit s'accommoder à l'état de l'estomac, elle sera choisie parmi les aliments susceptibles de nourrir sous un petit volume, comme des légers potages au gras avec les pâtes d'Italie, le thé de viande qu'on alterne avec les gruaux d'avoine, les crêmes d'orge ou de riz. Des lotions avec l'eau salée à la température indifférente seront pratiquées chaque matin sur tout le corps, par la suite elles seront remplacées par des petits bains tièdes chlorurés.

Hygiène de la jeunesse et de l'âge adulte.

La cure de l'anémie, de la chlorose, de la disposition aux vices de la conformation et au lymphatisme etc, serait incomplète et les rechûtes inévitables si on continuait après le traitement par les eaux chorurées, à vivre au milieu des causes de débilitation qui ont donné naissance à la maladie. Ainsi dans le cas ou la Scrofule est acquise, elle provient ordinairement d'une prédisposition constitutionnelle d'une mauvaise hygiène, de la viciation de l'air et et de la nutrition par l'insalubrité des habitations, la misère, le défaut d'exercice et d'insolation. Il est de nécessité absolue de soustraire les malades à ces éléments anti-hygiéniques permanents et de leur substituer un régime fortifiant, une alimentation substantielle, excitante et réparatrice; l'habitation dans un lieu sec, élevé, une vie active en plein air et au soleil. L'évolution de la diathèse strumeuse a lieu souvent chez les jeunes personnes faibles, lymphatiques qui mènent dans une chambre obscure une vie sédentaire. A l'époque de la puberté, rien ne dispose plus à cette maladie que le manque d'exercice, de soleil et d'espace; ce défaut d'hygiéne peut être reproché à certains pensionnats de demoiselles, dans lesquels on néglige de consacrer tout le temps nécessaire soit aux exercices de gymnastique, soit à des promenades dans la campagne.

L'immobilité absolue diminue la transpiration, cause la stase des humeurs qu'elles modifie dans leur composition, ralentit la circulation veineuse qu'elle fait prédominer. Ce qui revient en peu de mots à formuler d'une manière assez précise, une partie de l'étiologie et de la physiologie pathologique de la scrofule; si l'on ajoute d'après les expériences de

M. Cl. Bernard que l'exercice musculaire accélère le cours du sang-veineux, le rend rutilant, lui restitue le cruor et les globules rouges. Dans ses recherches statistiques sur les prisons, M. Marc d'Espine a constaté que sur quatre détenus dans les prisons cellulaires, il y en avait un qui devenait scrofuleux. Un exemple bien plus frappant est celui du fils du malheureux Louis XVI, il fut réduit à l'état des cachéxie strumeuse durant sa détention à la prison du temple où ses géoliers le privaient systématiquement d'air, de lumière et de mouvement. Une chose qui entre également en première ligne dans ce système de préservation est d'éviter le froid humide, il s'oppose aux fonctions de la peau que l'on doit favoriser en portant de la flanelle et par des frictions lorsqu'un état de sécheresse et d'inertie s'empare des téguments et qu'il existe un excès d'hygromètricité dans l'air, toutes les précautions seront prises pour se garantir de cette influence contraire. Il est bien entendu que ces prescriptions hygiéniques sont recommandées avec la même insistance, lorsque ces affections lymphatiques sont héréditaires et se déclarent dans la jeunesse. Si l'on doit porter une attention particulière sur le régime, il n'est pas moins important d'habiter de préférence dans un climat sec, une région élevée à l'abri des variations de la température; en effet la viciation de la nutrition cause la plus commune de ces affections strumeuses, dépend bien autant d'une mauvaise alimentation que de l'altération de l'air qu'on respire ; s'il est épais, brumeux et stagnant comme dans les gorges profondes des montagnes, il supprime les fonctions de la peau et s'oppose à celles de l'hématose. Pourquoi Bandelocques fait-il jouer un si grand rôle étiologique à la viciation de l'air? c'est qu'elle emporte avec elle l'existence de toutes les autres influences délétères qui portent atteinte à la nutrition. Ces influences ne sont pas si disparates ainsi que le prétend le même auteur, puisqu'elles aboutissent toutes au même résultat produit par la corruption de l'air respirable, l'altération de la nutrition et du sang.

Chez les enfants, les sujets mous, phlegmatiques, disposés à la scrofule, rien ne seconde plus avantageusement le bénéfice curatif des eaux bromurées, leur action tonique et reconstituante, que le séjour dans la belle saison sur les hauteurs, dans un lieu aéré, bien exposé au soleil, où l'on trouve un logement salubre, et une nourriture convenable; ces localités favorisées en automne par un ciel pur et un climat tempéré, ne sont pas rares à peu de distance de Salins, sur la lisière des sapins qui couvrent le troisième plateau du Jura, tandis que dans le vignoble et la plaine, situés au bas de ces monts, s'étend un réseau de brouillard sépais et fétides.

Aux sommets des monts, les enfants exposés aux ardeurs du soleil, se livrent aux exercices et aux jeux de leur âge au milieu de l'athmosphère vivifiante et balsamique des sapins; .ils trouvent au bord de ces forêts d'arbres résineux tout ce qui peut ranimer leur existence anémique, en sorte qu'ils passent d'un état de langueur et d'étiolement à une transformation vitale qui les rend méconnaissables. Les fonctions se relèvent de leur état d'inertie ; le teint se colore, l'appétit est plus vif, les malades acquièrent un surcroit de vigueur et de forces musculaires.

On conçoit que cet air pur et élastique, embaumé par les émanations résineuses des sapins, sur les sommets du Jura salinois, est un puissant moyen de prophylaxie pour combattre la chloro-anémie, la faiblesse de constitution chez les enfants, la prédisposition à la scrofule et surtout à la phtisie strumeuse indolente.

Ce climat n'est pas aussi favorable aux enfants éréthiques d'une complexion faible et délicate, mais on tempère la trop grande stimulation de ces courants d'air sur les hauteurs, par la boisson et les bains de petit lait, ou de recuite, second petit lait, que fournissent en abondance les fromageries. Dans tous les cas il sera très-avantageux de mettre à profit le voisinage des bois résineux, pour prendre des bains de bourgeons de Sapins; ils augmentent le bénéfice hygiénique de l'air qu'on respire dans ces contrées élevées. Les malades que des obstacles empêchent de s'y rendre, après la saison des eaux, prolongent leur séjour à Salins au moment de la vendange, pour faire une cure de raisins; ceux qui mûrissent sur les côteaux de ce vignoble sont d'une excellente qualité et les plus délicats de la province.

Une à deux saisons aux eaux de Salins sont loin d'être suffisantes pour guérir les affections chroniques, modifier d'une manière efficace les maladies constitutionnelles et s'opposer à la prédisposition aux vices de conformation dans le jeune âge. Ces états morbides imposent absolument la nécessité de subir durant deux à trois ans consécutifs le même traitement à l'établissement hydro-minéral de Salins et même de faire prendre pendant l'hiver des bains tièdes minéralisés avec le sel d'eau mère, jusqu'à ce que la constitution régénérée et fortifiée, ne laisse plus de traces de la maladie, ni d'inquiètude pour l'avenir.

Quelquefois les malades quittent l'établissement des bains, peu satisfaits des résultats du traitement; j'ai vu le bénéfice curatif ne se déclarer que six semaines à deux mois après le retour du malade au sein de ses foyers; durant cet espace de temps, les élaborations chimico-vitales s'effectuent lentement et reçoivent leur complement dans la trame des tissus organiques qui se sont incorporés les molécules de chlorures sodiques et de bromure de potasse: il faudrait bien se garder de troubler ce travail mystérieux de la chimie vivante par l'emploi de médicaments en antagonisme avec les sels précédents; on s'exposerait certainement à compromettre le succès de la cure.

Les eaux minérales de Salins ne sont pas de celles

qui peuvent être prises d'une manière indifférente, sans consultation préalable. En raison du haut degré d'activité des eaux mères employées pour fortifier les bains de cet établissement. Ce traitement dirigé par un médecin, doit être l'objet de sa surveillance éclairée, il règle la température, la durée des bains et le dosage des eaux mère qui entrent dans leur composition, selon les diverses indications et le degré de tolérance, conditions qui assurent généralement au traitement, toutes les garanties pour le rétablissement de la santé. Tandis que l'administration aveugle et imprudente de cette balnéation est toujours préjudiciable à la santé du malade ; encouragé par un surcroît de forces et de mieux être, veut-il progresser rapidement dans la voie de la minéralisation chloro-bromurée dans le but de se guérir le plus promptement possible, il s'aperçoit bientôt qu'il a dépassé les limites de l'excitation minérale, par un sentiment pénible de débilitation générale et de troubles des fonctions semblable à celui qu'il éprouvait avant de venir aux eaux.

Les conclusions qu'on peut tirer de ce travail, sont que dans la diathèse lymphatique, la faiblesse de constitution et la prédisposition aux vices de conformation dans le jeune âge, la nature abandonnée à ses propres ressources ou à l'influence des agents pharmaceutiques, est souvent impuissante à prévenir le mal, de même qu'à le guérir ; les bains chlorurés sodiques fortifiés par les eaux mères bromurées de la Saline de Salins, viennent à l'aide de la nature en augmentant l'activité des fonctions organiques enrayées par l'état morbide constitutionnel, ces idées théoriques déduites des phénomènes physiologiques et thérapeutiques observés pendant et après le traitement, appartiennent au domaine de la science; M. le professeur Baumes, de Montpellier et M. le docteur Durand-Fardel, secrétaire perpétuel de la société médicale d'hydrologie, ont généralisé cette doctrine en lui donnant une extension à la cure des maladies chroniques avec débilitation des forces radicales, et particulièrement de celles qui dérivent plus ou moins directement du vice lymphatique. Mes commentaires sur le mode d'activité thérapeutique des eaux minérales de Salins, font assez voir que je partage ces mêmes principes professés par ces deux célébrités médicales; sans déroger à ces opinions, je demande à rappeler à ce sujet, les rapports que je crois exister entre la minéralisation de nos sources et celle du sang dans lequel prédomine le chlorure de soude; ce rapprochement nous met sur la voie de la considérer comme l'excitant physiologique le plus en harmonie avec la sensibilité et la vitalité du tissu des organes, dans lequel la tolérance le fait pénétrer avec la circulation capillaire, mais je me hâte d'ajouter que la combinaison à ces eaux salines du chlorure de potasse et de cette dernière base au bromure, augmente et modifie la puissance curative de cet agent principal du traitement, le fixe dans la trame des tissus et l'empêche en grande partie, d'être éliminé par les organes sécréteurs. Dans les établissements thermaux, on est obligé d'accommoder en quelque sorte la maladie au traitement; à Salins on a la faculté de graduer avec un appareil caléfacteur, la température des bains ainsi que la minéralisation au moyen du dosage et d'additions d'eaux mères; en sorte qu'on peut en approprier le degré d'activité et de température aux diverses indications. Avantages immenses dont, j'ai déjà fait ressortir la portée thérapeutique. Cette même facilité de graduer la thermalité et la minéralisation permet d'imiter les procédés de l'organisme dans ses tendances médicatrices; lorsque ce traitement est dirigé avec intelligence, il imprime une lente et salutaire incitation aux ganglions de la vie organique, sans occasionner de pertubation, ni d'efforts critiques prématurés, pareils à ceux qu'on nomme poussées qui obligent pour le moins à suspendre le traitement ainsi qu'on l'observe aux établissements balnéiques dans les salines allemandes des bords du Rhin. Les effets modificateurs des bains de Salins se continuent après la cessation du traitement, pendant tout le temps que les substances minérales introduites dans le sang et les tissus organiques provoquent des élaborations chimico-moléculaires; elles substituent des éléments de vitalité et de régénération humoro-plastique à ceux de viciation diathésique.

Au résumé la tonicité de retour dans les plexus

nerveux du tri-splanchnique est le point de support de l'organisme pour mettre en jeu les synergies, et les faire concourir à l'harmonie de toutes les fonctions, ainsi qu'au rétablissement de la santé.

Je vais établir un dernier terme de comparaison pour rendre plus accessible à l'intelligence le mode d'action de ces eaux minérales.

On sait que dans les constitutions qui ne sont pas profondément viciées et détériorées par la scrofule, les formes morbides qu'elle revêt, s'effacent et disparaissent à l'époque de la puberté. Cette régénération dépend d'une impulsion vitale que la nature imprime à l'exercice de toutes les fonctions et surtout à celle de l'hématose: selon les lois et le but de la création l'adolescent grandit, prend des formes viriles, il acquiert des nouvelles facultés; sa figure s'anime, le teint se colore, il a le sentiment d'une nouvelle existence qu'il cherche à répandre au dehors par le mouvement et l'activité.

Cette transformation ne s'accomplirait que d'une manière lente et imparfaite, si l'accroissement des globules rouges dans la circulation ne venait point par sa stimulation organique, rétablir l'équilibre entre le système sanguin et celui des vaisseaux blancs. Une incitation vitale semblable est transmise à tout l'organisme par la balnéation avec les eaux chloro-bromurées; elle développe le même ensemble de phénomènes physiologiques et de régénération constitutionnelle qu'on observe à la puberté chez les jeunes personnes atteintes de lymphatisme. Cette analogie nous révèle les propriétés curatives de ces eaux chlorurées, dont le mode d'activité nous a déjà été démontré par des études précédentes.

Mais ici se présente encore la question de la tolérance. Quoique ce sujet d'études m'ait déjà suggéré plusieurs réflexions, il est bien loin d'être épuisé. Je m'arrête à une dernière considération qui n'est pas la moins importante.

L'activité minérale de nos eaux bromo-chlorurées sodiques se décompose en deux périodes, par des modifications différentes que cette balnéo-thérapie fait subir à l'organisme et aux humeurs en circulation, à la première période, se rapporte le défaut de tolérance des bains, l'abaissement des forces organiques, celui du chiffre des globules sanguins et la prédominance séreuse dans le sang. Cette phase du traitement se rapporte à l'alcalisation des humeurs qui s'observe généralement mais à des degrés variables dans les premiers jours du traitement, elle aboutit dans la plupart des cas, à la tolérance caractérisée par l'innervation des plexus ganglionnaires, l'activité des fonctions digestives et de l'hématose, c'est la période dynamo-plastique dans laquelle les guérisons aussi promptes que complètes de la chloro-anémie par cette balnéation, en font ressortir les propriétés toniques et reconstitutives, dues principalement à la prépondérance d'action de la potasse chorurée et bromurée associée au chlorure de soude.

C'est pour n'avoir pas établi ces distinctions qui mettent en relief ces deux périodes, que des médecins n'accordent à ces eaux que des proprietés contro-stimulantes tandis que d'autres balnéographes non moins exclusifs, les placent au rang des hypersthénisants, dynamo-plastiques sans tenir compte de la première phase de la cure. De là deux doctrines entièrement en antagonisme selon le point de départ ou l'on se place pour résoudre cette question. Il en est de ce traitement comme des médicaments officinaux qui acquièrent des propriétés différentes selon que l'état du malade permet de les administrer progressivement à des doses élevées qu'il se refuse à les tolérer. Cette faculté de supporter de fortes additions d'eau mère dans les bains n'a qu'une durée et une puissance plus ou moins limitées, la surminéralisation finit par occasionner la prédominance séreuse avec ramollissement, dissolution des éléments globulaires de l'hématose dans un liquide sanguin diffluent; tel était l'état de cachexie dont furent victimes les mousses que le czar Pierre, empereur de Russie, forçait à s'abreuver exclusivement avec l'eau de la mer; ainsi dans ces appréciations les deux extrêmes se touchent; il s'agit de saisir à propos le point intermédiaire signalé par une série de phénomènes caractéristiques que je me suis efforcé de préciser.

Rapport sur l'analyse de l'eau du trou de sonde de Salins et sur divers produits de l'exploitation de cette eau; au nom d'une commission composée de MM. Becquerel, Gazin, O. Henry, fils, Sales-Girons et Réveil, rapporteur. — Annales de la société d'hydrologie médicale de Paris. — Tome septième, 5e livraison.

En 1858, j'ai eu l'honneur d'adresser à M. le secrétaire général de la société d'hydrologie minérale, une notice accompagnée d'échantillons, 1° d'eau mère, 2° de sel d'eau mère; 3° de vapeurs condensées recueillies au-dessus des bassins d'évaporation de la saline de Salins. Des circonstances imprévues ont retardé jusqu'au mois de janvier de cette année, les travaux de la commission chargée d'analyser ces divers produits de l'eau du trou de sonde qui sert à la fabrication du sel à Salins. Je vais donner quelques extraits de ma notice et le résultat des opérations chimiques faites par M. Réveil, rapporteur; à ces recherches je joints des considérations relatives aux modes d'activité médicale des eaux mères des salines allemandes des bords du Rhin et de celles de Salins.

Dans le but d'ajouter de nouveaux éléments curatifs et de fortifier les bains faiblement minéralisés de quelques stations minérales d'Allemagne, ainsi que cela se pratique à Hombourg, Wiesbaden, Ems,

Cartlsbad etc. On expédie à ces établissements les sels des eaux méres des salines de Kreutsnach, de Nauheim, de Bokclet, auxquelles ont a fait subir une nouvelle opération qui donne lieu a une substance dont la cristallisation confuse est incomplète ; il est à remarquer que dans cet état de solidification ce résidu des eaux salées perd presque entièrement les bromures calciques et magnésiéns que cette eau mère contenait, ainsi que l'a vérifié M. Stæber, professeur à la faculté de médecine de Strasbourg, relativement aux eaux méres solidifiées de Kreütsnach, et M. le docteur Bromeïs, en opérant sur celles de Nauheïm, le mutter laüge de ces deux salines contient en abondance et presqu'exclusivement des chlorures de calcium, de magnésium et de sodium, « mais comme la combinaison de brôme avec » la soude, la chaux et la magnésie, sont très-faci- » lement décomposables par la chaleur, pendant » l'évaporation des eaux mères, on court le risque » de perdre une grande partie, si ce n'est la tota- » lité du produit brômé qu'on cherche à obtenir. » (O. Henry fils et Humbert, nouvelle méthode pour reconnaître l'iode et le brôme dans les sels d'eaux mères.)

ANALYSES COMPARATIVES DU SEL DES EAUX-MÈRES DE NAUHEIM ET DE CELUI DE SALINS.

SEL DES EAUX-MÈRES DE NAUHEIM.		SEL DES EAUX-MÈRES DE SALINS.	
Chlorure de soude	1409, 8509	Eeau	203,
Chlorure de chaux	2206, 5919	Chlorure de potassium . . .	102, 7642
Chlorure de calcium	3150,71101	Chlorure de sodium	519, 3705
Bromure de magnésium . . .	0, 9984	Chlorure de magnésium . .	30, 2048
Total . . .	7680, 0000	Bromure de potassium . . .	2, 1992
		Carbonate de magnésie . . .	116, 5953
		Corbonate de soude	10, 9246
		Total . . .	1000, 0000

D'après ce qui précède nous pouvons conclure que l'eau mère solidifiée de la saline de Nauheïm ne contient qu'une quantité minime de brôme, dont l'addition dans les bains est incapable de correspondre aux indications médicales qu'on se propose de remplir par la balnéation bromurée. A Salins deux kilogrammes de ce sel en représente trois d'eau mère avec six grammes et quelques centigrammes de bromure de potassium. Cette formation saline obtenue par l'évaporation de l'eau mère, en contient tous les principes minéraux avec une différence en moins, peu sensible du bromure de potassium ; je suis persuadé qu'avec une évaporation encore plus lente, par exemple dans le vide, on aurait un produit identique à celui des eaux mères, en tenant compte de toutes les proportions.

La connaissance des éléments chimiquos contenus dans un kilogramme de ces mêmes résidus bromurés donne la faculté de graduer d'une manière précise les degrés de minéralisation et la bromuration des bains préparés à domicile avec l'eau commune chauffée et minéralisée avec le sel d'eau mère ; en sorte que les malades pourront sans déplacement, continuer pendant l'hiver, le bénéfice de la cure commencée dans la saison des eaux, à l'établissement de Salins, avantage qu'on ne saurait trop apprécier dans le traitement des maladies chroniques constitutionnelles.

En poursuivant ce parallèle, nous remarquons qu'il existe une différence non moins grande entre la composition chimique des eaux mères des salines situées au bas de la chaine du thaunus et celle de Salins.

Pour ne point surcharger ce tableau, je néglige de signaler les sels dont la quantité minime devient insignifiante pour servir de caractère minéralogique.

NAUHEIM. Analyse de M. Bromeïs.		KREUTSNACH. Analyse de M. Ozann.		SALINS. Analyse de M. le profes.r Balard.	
Chlorure de chanx	132	Chlorure de calcium	205	Chlorure de potassium	102
Chlorure de calcium	2302	Bromure de magnésium	2	Chlorure de sodium	1519
Bromure de magnésium	6 gr	Bromure de sodium	8 gr	Bromure de potassium	5 gr

Différence entre la proportion des bases terreuses contenues dans les sources de Nauheïm, de Kreutsnach et de Salins, ainsi que dans les bromures.

Les sels terreux constituent dans les différentes sources de Nauheïm, le tiers, le sixième, la septième des matières fixes; sous le rapport de la chaux, les sources de Kreutsnach ne le cèdent point à celles de Nauheïm, elles en contiennent plus d'un quart et d'un sixième. Celle de Salins A-4 ne présente qu'un quarante-sixième de ses matériaux solides sur 29 grammes 993. Dans un litre de cette eau, il y a 0 g. 66 mil. de sels de chaux. — 27,416 de chlorure de sodium et 67 millig. de bromure de potassium. L'eau la plus bromurée de Kreutsnach renferme 415 cent millig. de cette substance. A Salins, la base du bromure est le potassium; aux salines des bords du Rhin, la combinaison du brôme se fait avec la chaux, la soude et la magnésie.

Les sources des salines allemandes et du Jura, diffèrent par leur origine et la prédominance de certains sels, les premières sont produites par la double décomposition des argiles salifères et des roches de porphyre, elles tiennent en dissolution une masse de chlorures et de bromures de chaux et de magnésie. Celles de Salins proviennent d'une nappe d'eau souterraine qui se minéralise au contact d'un banc salifère; leur principe minéralisateur et le chlorure de soude. Ces éléments minéraux se retrouvent à un état de concentration dans les eaux mères de chacune de ces salines. L'énorme proportion de chaux et de magnésie renfermée dans le mutter-laüge de Nauheïm et de Kreutsnach, le place dans les eaux chloro-bromurées calciques et magnésiennes, tandis que celles de Salins occupent un des premiers rangs parmi les chloro-sodo-bromurées potassiques.

Il est très probable que cette grande quantité de chaux et de magnésie combinée avec le brôme dans les résidus salés de Nauheïm et de Kreutsnach, neutralise l'activité de cette dernière substance avec laquelle les bases terreuses doivent être en antagonisme, s'il n'en était pas ainsi, comment les baigneurs pourraient-ils supporter, sans en être fortement incommodés, les additions dans les bains d'une masse aussi considérable de bromure calcique, comme on le pratique aux établissements balnéiques des bords du Rhin.

Telles sont les réflexions que j'ai déjà consignées à la fin de mon ouvrage sur les eaux minérales de Salins. Paris, 1854.

Cette interprétation disais-je, me paraît d'autant plus admissible, que dans son ouvrage sur Kreutsnach et ces sources, M. le docteur Ferdinand Wiesbaden, médecin qui exerce sur les lieux, considère le chlorure de chaux qui minéralise ces bains, comme agent anti-plastique et un puissant dissolvant, il leur donne la préférence au bromure et même à l'iode qu'il place au second rang dans cette balnéation.

De la composition chimique d'une source et de la prépondérance de ses éléments minéraux, on tire des déductions qui devancent l'expérience ou du moins font prévoir qu'elles en seront les propriétés médicales, une différence aussi considérable dans les éléments minéraux des salines allemandes et du Jura, doit nécessairement modifier leur mode d'activité médicale; à ce double point de vue, cette distinction est de la plus haute importance, parce qu'elle correspond à des indications curatives différentes, ainsi que M. le docteur Dumoulin, médecin inspecteur des eaux de Salins, en a fait la remarque judicieuse, dans un mémoire présenté à la société d'hydrologie médicale de Paris, séance du 5 et 15 mars 1860... Malgré les analogies qui placent quelques sources dans la même classe d'eaux minérales, comme celles que nous venons de citer, une différence très-notable dans leurs éléments chimiques et la prépondérance de certains sels, créent des conditions en rapport avec le traitement de certaines formes morbides et d'état constitutionnels bien déterminés.

Si des connaissances fournies par les analyses chimiques, nous passons aux phénomènes physiologico-thérapeutiques produits par ces balnéations, nous observons que la nature de la base dans les sels en fait varier le mode d'action et la puissance thérapeutique, par exemple le maximum d'activité du brôme est dans sa combinaison avec la potasse qui donne à cette substance des propriétés stimulantes et toniques, elles font les attributs médicaux des eaux mères de Salins, si riches en chlorures et bromures de potasse, c'est à cette heureuse combinaison que les bains de Salins doivent leur supériorité et le rôle du Rhin et les bains chlorurés du Jura. Cependant il est de notoriété que l'emploi des uns et des autres aboutit par des voies thérapeutiques opposées à des résultats curatifs à peu près semblables, dans quelques une des formes morbides de la scrofule et certains groupes d'affections chroniques qu'il ne m'appartient pas de préciser à défaut de statistique médicale; tels sont les aperçus qu'on peut déduire des analyses chimiques; mais l'expérience clinique est le guide le meilleur et le plus sûr dans ce genre d'appréciation; malgré la spécialisation si caractérisée et reconnue propre à la sulfuration des bains thermaux calciques ou sodiques, on traite par les uns ou les autres des maladies fort différentes; il en est de même pour les eaux chlorurées sodiques et celles que tiennent en combinaison la chaux ou la magnésie, chacune d'elles répond à des indications spéciales.

On a prétendu assimiler au point de vue des propriétés curatives, les bains de mer avec ceux des sources bromo-chlorurées. Dans un rapport à la société d'hydrologie médicale. M. Dumoulin, mon savant collègue à l'établissement de Salins, a démontré avec un talent supérieur et en termes aussi positifs que péremptoires qu'il existe une différence notable entre ces deux types d'eau salée sous le rapport de la minéralisation et de la valeur thérapeutique. Dans tous les cas, dit ce balnéographe où l'eau de mer réussit, la minéralisation des sources salées est suffisante pour donner des résultats analogues; ils deviennent dans la pratique plus considérables et complets quand les bains de Salins sont fortifiés par des additions d'eau mère. Celle de la mer, ne présentent pas les mêmes indications ni la même minéralisation. Ce qui frappe comparativement c'est la faible proportion de potasse qu'elle contiennent et l'absence de cette base dans les chlorures et les bromures qui sont combinés avec la soude et la magnésie dans des proportions infiniment moindres qu'à Nauheïm et Kreutsnach. Cette eau mère est employée sur les bords maritimes de l'Océan et de la Méditernannée à fortifier et a bromurer les bains d'eau de mer chauffés; on l'expédie pour le même usage à l'établissement thermal d'Aix en provence et à ceux voisins des marais salants, après l'extraction du sel et une évaporation à l'air libre, sur une large surface.

L'eau de la mer est considérée généralement comme un agent hydrothérapique auquel sa pesanteur spécifique, sa température et sa minéralisation, donnent une grande puissance dynamique, dans l'enfance et la jeunesse; elle est accrue par les effets de la lame et la respiration de l'air maritime. Nous possédons également à Salins ce dernier bénéfice hygiénique dans l'athmosphère même de cet établissement saturée d'eau saline vaporisée; un brouillard formé de ces vapeurs se dégage de l'eau de la source et de celle des trous de Sonde pendant qu'elle est en ébullition dans les chaudières; on aura la mesure de cette saturation muriatique de l'air ambiant par l'analyse de ces vapeurs condensées. Ce produit ramené à l'état liquide au moyen d'un refrigérant, a fourni à l'analyse faite par M. Réveil, les résultats suivants pour 1000 grammes.

Matières organiques, environ		1,6500	Elles proviennent des détritus du chapiteau en bois, de forme prismatique, plat au-dessus des bassins à évaporation.
Chlorure de sodium.	—	34,0063	
— de magnésium	—	5,5124	
Bromure de potassium	—	Traces.	
Sulfate de soude	—	7,3307	
Total.		48,4994	

Dix grammes de cette eau condensée ayant été évaporés sous le récipient de la machine pneumatique, avec la précaution d'absorber l'eau vaporisée au moyen du chlorure de calcium fondu, M. Réveil a obtenu un résidu correspondont à 48,652 pour 1000 grammes; on voit d'après ce que nous venons de relater que les vapeurs qui s'exhalent pendant l'évaporation de l'eau du trou de sonde de Salins sont fortement minéralisées, et qu'elles peuvent devenir un agent puissant de médication; ces mêmes vapeurs plus ou moins chlorurées se dégagent abondamment dans les cabinets des bains, dans ceux de la douche, à la piscine où elles se confondent avec l'eau poudroyée, mais encore en plus grande quantité, du réservoir de l'eau minérale de la source dont la température s'élève en sortant de la chaudière de 80 à 90° c. Partout dansl'établissement cette vapeur minérale dont la chaleur est tempérée se mêle à l'air que l'on respire, en sorte que sous l'influence de ces divers modes d'administration de l'eau chloro-bromurée, elle pénêtre dans l'organisme par les deux grandes surfaces d'absorption ; au lieu de la laisser s'échapper au dehors, on comprend combien il serait facile de la concentrer dans des cabinets disposés de manière à servir exclusivement au traitement par les bains de vapeurs muriatiques indiqués dans certaines affections dartreuses dérivées du vice lymphatique et sous forme d'inhalation, méthode de traitement consacrée par de nombreux succés à la saline d'Ilsch, et à celles des bords du Rhin allemand. Il serait avantageux d'utiliser ces inhalations qui agissent directement sur la muqueuse pulmonaire dans les catarrhes chroniques et sub-aigus de la poitrine, les affections de même nature du larynx. Si plusieurs médecins n'ont pas comme Laennec, une égale confiance aux eaux chlorurées et à leur vaporisation dans la cure des phtisies confirmées de nature strumeuse ou tuberculeuse, leur opinion devra se modifier relativement à l'administration des bains et des inhalations chlorurés, comme agent de prophylaxie, dans le but de prévenir la formation des tubercules pulmonaires et leur évolution dans le jeune âge, lorsque l'hérédité, la conformation physique de la poitrine, une prédisposition à l'état strumeux torpide, font craindre que par la suite ces enfants soient victimes de la tuberculose. Bien plus, la maladie parvenue à sa première période, peut se guérir, ainsi que les D[lles] P..., en ont offert un exemple; dans tous les cas elle sera enrayée durant un temps plus ou moins long, lorsqu'elle se développe lentement et sans réaction inflammatoire dans une complexion molle et lymphatique.

En prenant pour seul guide l'analogie des éléments minéraux des eaux, si nous voulons, sans avoir égard à l'expérience, conclure à une ressemblance dans les propriétés curatives, nous nous exposerions à commettre des erreurs: les inductions chimiques doivent passer au contrôle de l'expérience médicale. C'est aux faits cliniques qu'il appartient de se prononcer pour sanctionner les propriétés et le mode d'activité d'un traitement par les eaux minérales. Cette expérience clinique que nous invoquons, nous servira à donner plus d'autorité aux inductions tirées de la composition minéralogique des eaux de Salins; les recherches que j'ai entreprises à ce sujet ont pour base une statistique médicale qui comprend plusieurs groupes de formes morbides dérivées du lymphatisme, affections que j'ai traitées à l'établissement depuis plusieurs années; sauf quelques additions, ce tableau nosologique fait partie d'un mémoire que j'ai adressé en 1859, à la société d'hydrologie médicale de Paris.

STATISTIQUE MÉDICALE.

TRAITEMENT AVEC LES EAUX SODO-CHLORO BROMURÉES DE SALINS, DES GROUPES NOSOLOGIQUES RENFERMÉS DANS CE TABLEAU.

NOMBRE DE MALADES.	GROUPES NOSOLOGIQUES. Diathèse strumeuse.	Degrés de minéralisation des bains, température, durée des bains, douches, boissons.	Guérison après une ou deux saisons.	Guérison après deux ou trois ans de traitement.	Amélioration dans l'état général et les symptômes.	Insuccès.
	1re Catégorie.					
19	Adénopathie torpide. Engelures.	Terme moyen de la minéralisation des bains, 5 à 7°; température, 32 à 34°; durée 1 heure 1/2 à 2 heures; douches locales, 8 à 15 minutes; topiques d'eau mère mitigée; 2 à 4 décilitres d'eau en boisson.	8	4	4	3
14	Scrofule cutanée, dartres humides, eczéma chronique. Impétigo, etc.	Minéralisation, 3 à 4°; température des bains, 27 à 30°; durée du bain 1 heure.	7	3	2	2
10	Dartres sèches, prurigo, etc.	Minéralisation des bains, 4 à 5°; température, 30 à 34°, durée du bain, 1 heure 1/2 à 2 heures.	5	2	2	1
15	Scrofule muqueuse, coryza, blépharite chronique, otorrhée, etc.	Minéralisation 5 à [illegible]; température, 33 à 34°; durée du bain, 1 heure à 1 heure 1/2.	8	2	2	1
15	Scrofule osseuse, carie, nécrose, tumeurs blanches articulaires, etc.	Minéralisation, 3 à 7°; température, 31 à 32°; durée 1 heure à 2 heures; douches de 8 à 15 minutes sur les tumeurs blanches des articulations; boisson de l'eau de la source, 3 à 4 décilit.	3	6	2	2
4	Goître héréditaire ou acquis, lymphatisme.	Bain: température, 32 à 35°; minéralisation, 5 à 6°; topiques d'eau-mère mitigée, boisson 4 décilitres.	4			
	2e Catégorie.					
24	Chloro-anémie, leucorrhée, aménorrhée, névroses concomitantes.	Minéralisation des bains, 4 à 7°; température 30 à 34°; durée 1 heure à 1 heure 1/2; bain de siége; douches lombaires de 10 à 15 minutes. Boisson 2 à 3 décilitres.	14	5	3	2
	3e Catégorie.					
12	Faiblesse de constitution dans le bas âge, énervation, disposition aux vices de conformation.	Bains d'une demi heure de 45 minutes; température de 27 à 30°; minéralisation de 2 à 4°; douches en arrosoir; durée 6 à 8 minutes; eau minérale en boisson, 1 à 4 cuillerées à bouche coupées avec du lait sucré.	8	2	2	
18	Paraplégies incomplètes, énervation, suite d'anémie, d'hysthéricisme, de rhumatisme lombaire, etc.	Minéralisation des bains, 4 à 6°; bains aux deux tiers; température, 30 à 32° durée du bain, 1 heure; douches à 32 et 35°; durée de 8 à 30 minutes; ajoutages variables, frictions, massage, douche écossaise.	4	8	4	2
127		Totaux	61	32	21	13

En face de cette statistique extraite de 127 observations de malades soumis aux différents modes de traitement par les eaux minérales de Salins, durant une période de 8 ans 1852 à 1860 : l'occasion se présente d'opposer un puissant argument aux balnéographes qui refusent non seulement d'admettre l'établissement de Salins parmi les stations minérales mais qui refusent à ces sources un caractère de spécialité dans le traitement de la scrofule. Toutes les classes d'eau minérales revendiquent, dit-on, une part d'efficacité dans le traitement de cette maladie; je crois être en mesure de protester contre cette assertion qui ne peut être admissible, lorsqu'on a affaire à une diathèse héréditaire grave. Il résulte d'un relevé pris dans mon tableau statistique que sur 68 malades qui offraient différentes formes morbides de cette diathèse à des degrés variables d'intensité et de chronicité, 31 furent guéris après une à deux saisons, 18 dans l'âge adulte et dont l'état morbide était chronique n'obtinrent de guérison définitive qu'après un traitement à ces eaux de 2 à 3 ans. 12 améliorations dans l'état général et symptomatique, 9 insuccès. Total des guérisons 49, c'est-à-dire plus des 2/3 des malades parmi lesquels je ne fais pas figurer les enfants lymphatiques en bas âge et d'une faible constitution ni les goîtreux également lymphatiques. Bien entendu que je n'ai pas cru devoir exclure de ce bénéfice curatif 4 scrofuleux qui ont éprouvé des rechûtes, dans un temps plus ou moins éloigné, après avoir été replacés au milieu des plus mauvaises conditions d'hygiène et de salubrité après le traitement. Ces eaux ne peuvent être responsables des graves infractions commises aux lois de l'hygiène et du régime alimentaire. Ces résultats très-significatifs, m'autorisent à considérer cette balnéation chloro-bromurée potassique à laquelle se rattache l'ingestion de l'eau de la source gazéifiée à la dose de 4 à 5 décilitres et plus par jour, ainsi que la douche, comme réunissant tous les attributs reconnus à la spécialisation anti-strumeuse, comparativement à toute autre médication: parmi les formes morbides de la scrofule qui ont obtenu le plus promptement un bénéfice thérapeutique complet, je place au premier rang les dartres sécrétantes; les gourmes dans le jeune âge; l'eczéma chronique, l'impétigo, etc, l'acné et le prurigo etc.; les affections des muqueuses, la blépharite strumeuse, la leucorrhée, etc., disparaissent ordinairement après une saison de bain. Ensuite viennent dans le même ordre de curabilité, la carie des os courts, l'adénopathie

Quoique ces eaux aient une action élective sur les engorgements des glandes, ils exigent communément un traitement de deux à trois saisons avec les bains et les douches pour entrer complétement en résolution, lorsqu'ils forment autour du cou une masse indurée et bosselée. Il est bien entendu que les adénites qui accompagnent les gourmes du cuir chevelu, se guérissent très-promptement en même temps que celles-ci.

Dans le bas âge, la balnéation minérale mitigée avec l'eau commune, corrobore les constitutions faibles et énervées. Une à deux saisons de bains tempérés, ceux de la piscine, la douche, préviennent, les vices de conformation, les torsions de la taille qu'on observe assez fréquemment dans le jeune âge et chez les jeunes filles à l'époque de la puberté; les arthrodinies, les tumeurs blanches des articulations, cèdent à cette même médication, mais après l'emploi de bains et de douches durant un à deux ans, surtout quand le membre siège de la maladie, présente chez les jeunes gens, un commencement d'ankilose.

Les succès les plus nombreux et les plus complets suivirent le traitement de la chloro-anémie, de la leucorrhée et des névroses; 19 guérisons sur 24 parmi les enfants en bas âge d'une très faible constitution. Chez les jeunes personnes disposées aux vices de conformation, j'ai compté 10 guérisons complètes sur 12 malades. En géneral les lésions symptômatiques de l'état strumeux cessaient de se manifester, dès que la constitution morbide était régénérée, le traitement topique, celui par la douche ne devrait être considéré qu'à titre de moyens adjuvants du traitement général par les bains.

Que doit-on penser de l'opinion des médecins qui dénient aux eaux chloro-bromurées de Salins, la faculté de guérir les dartres sans tenir compte de leurs formes pathologiques et de leur origine, pour attribuer exclusivement cette propriété aux bains thermaux sulfureux, bien loin de la contester et d'en atténuer l'efficacité. je pense qu'il est rationnellement d'une bonne pratique et surtout dans les affections constitutionnelles, de remonter à la source du mal, unique base des indications curatives, à moins de se résigner à les voir se reproduire. D'après ce principe on ne refusera pas de conseiller les bains bromo-chlorurés dans le traitement des scrofulides cutanées puisque ces eaux agissent spécialement contre cette diathèse: *sublatâ causâ tollitur effectus.* Notre tableau statistique atteste cette efficacité curative dans l'herpetisme strumeux, sur 24 malades atteints de vise lymphatique et de différentes formes de dartres, 18 ont été radicalement guéris le plus généralement après un an de traitement, 4 améliorations et 2 insuccès. Les eaux chloro-sodo-sulfureuses d'Allevard. avec additions de sel bromuré des salines, sont dans ce cas parfaitement indiquées parce qu'elles sont constituées d'éléments minéraux qui modifient simultanément la viciation de la lymphe et l'état morbide de la peau. Mes observations sur les résultats thérapeutiques obtenus par le inhalations des vapeurs chlorurées dans le traitement des affections chroniques de la muqueuse des poumons et celles qui se rapportent à la prédisposition ainsi qu'au début de la tuberculisation pulmonaire, ne sont pas encore assez multipliées, pour que je me puisse prononcer sur l'efficacité de cette médication. Ma dernière observation relative à la famille P..., les recherches savantes de M. Reveil sur l'analyse et la minéralisation de ces vapeurs fortement chlorurées, me font espérer qu'elles seront recommandées comme un agent puissant de prophylaxie et de curation dans les affections chroniques des voies respiratoires et les prédispositions à la tuberculose pulmonaire, dans le jeune âge.

Dans l'intérêt bien compris de l'établissement et plus encore de la santé des malades qui viennent prendre les eaux à Salins, on ne sera pas étonné, si je réitère les recommandations que j'ai déjà faites sur l'administration de ces bains bromurés qui peuvent acquérir un si haut degré d'activité par les additions progressives d'eau mère. A Salins, tout dépend pour le succés du traitement de la manière dont ces eaux sont administrées; de la température et des degrès de minéralisation mis en rapport avec la nature de la maladie, la tolérance, l'état torpide ou éréthique des baigneurs, le temps qu'on se propose de consacrer à cette balnéation.

Dans l'introduction de son ouvrage *sur les eaux minérales de l'Europe*, etc., un savant balnéographe a avancé que Salins n'est pas selon lui, à proprement parler, une station minérale. Sans vouloir entrer dans la discussion un peu vive que cette proposition a soulevée le 5 février de l'an passé au sein de la société d'hydrologie, qu'il me suffise de dire qu'elle a été repoussée par cette réunion savante. L'auteur reproche à l'établissement de Salins le défaut de thermalité, l'absence de gaz acide carbonique dans ses eaux minérales; l'impossibilité de les employer en boisson; ces objections n'ont aucune valeur pratique dans le traitement suivi à cet établissement. Sans altérer les éléments minéraux de l'eau employée aux bains, elle est chauffée par un appareil caléfacteur de manière à graduer leur température selon les indications. C'est également une erreur de supposer que l'eau de la source A-4 ne puisse être prise à l'intérieur; après quelques jours de son usage, cette boisson est ordinairemenl ingérée à la dose de 4 à 5 décilitres, sans causer de répugnance, de coliques et de troubles intestinaux; à son émergence du récipient, on la charge de gaz acide carbonique au moyen d'un appareil à forte pression, elle devient alors dès les premiers jours plus facile à boire et à tolérer, avantage qu'on serait en droit de contester aux eaux chargées de chlorure de chaux; ce composé calcique doit fatiguer l'estomac et irriter la muqueuse intestinale. A la vérité on est dans l'impuissance à Salins de donner aux malades des bains et des douches avec le gaz acide carboniqne, mais ce mode de traitement est en quelque sorte compensé par les vapeurs fortement chorurées qui se dégagent en abondance des eaux minérales thermalisées. Ces vapeurs sont distinées à rendre de très-grands services, sous forme d'inhalation et de bains; ainsi tombent les unes après les autres, ces objections fondées sur des inductions trompeuses et une connaissance imparfaite des moyens thérapeutiques employés dans cet établissement du

Jura. Est-ce bien sérieusement qu'il a été considéré comme une succursale même incomplète du Croisic. D'abord il est impossible et dangereux de boire l'eau de la mer, à la dose de 2 à 3 verres, durant 20 à 30 jours, temps consacré à un traitement; ensuite il existe une grande différence entre la minéralisation de la source de Salins, et l'eau marine, sur 26 grammes de chlorure de soude elle contient 13 grammes de sel magnésien et la moitié moins de brôme que la source de Salins, en sorte que celle-ci est en rapport avec des indications qu'on ne pourrait remplir sur les bords maritimes; à ce point de vue les motifs que j'ai allégués ont été exposés avec un rare talent d'induction par M. le docteur Auguste Dumoulin dans son ouvrage sur les eaux minérales de Salins en 1860, recherches savantes que mon collègue aux bains de Salins, continue dans la revue d'hydrologie médicale de cette année, toutefois l'auteur dont je refute les assertions n'a pas cru devoir pousser les analogies et la critique jusqu'à abaisser les propriétés des eaux mères de Salins, jusqu'au niveau de celles des marais salants, ni rehausser outre mesure les qualités médicales du Mutter-Laüge d'Allemagne dont le sel est presqu'entièrement dépourvu de brôme; son silence à cet égard témoigne qu'il reconnait à nos résidus bromo-potassiques des propriétés dynamo-plastiques qui leur donnent un caractère distinctif dans la classe des eaux sodo-chlorurées fortes, en attendant que l'expérience ait donné sa sanction définitive sur les attributs spéciaux et différentiels de la médication anti-strumeuse des stations minérales de la Hesse électorale et du Jura; on doit facilement comprendre la réserve que nous impose une équitable impartialité, et les motifs qui nous obligent à ne point faire prévaloir l'efficacité curative de nos bains chloro-bromurés, au préjudice de ceux de l'Allemagne qui jouissent d'une juste célébrité.

Si M. le docteur Rotureau avait visité l'établissement minéral de Salins et qu'il eût pris des informations plus exactes près des malades après leur traitement, je suis assuré, qu'il aurait rectifié le jugement qu'il a porté sur la valeur thérapeutique de ces eaux chloro-sodo-bromurées fortes, dont elles ont donné des preuves incontestables depuis quinze ans que je les emploie pour le traitement des malades. Il aurait évité la réfutation de MM. Durand-Fardel, Becquerel, Auguste Dumoulin, et celle faite avec autant de talent que de convenance par M. Germond Delavigne, le spirituel rédacteur de la gazette des eaux, n° du 20 juin 1859.

Etablissement des bains de Salins.

Cet établissement construit en 1854 par M. de Grimaldi est le premier en France sous le rapport de la bromuration de ces bains chlorurés par les eaux mères de la saline de Salins; il est placé au centre de cette ville et se compose de deux grands corps de bâtiments en face l'un de l'autre. Un long pavillon présente sur deux lignes parallèles quarante cinq cabinets de bains séparés par un corridor; les baignoires larges et profondes sont presques toutes en fonte émaillée. Des pompes aspirantes mises en activité par une machine hydraulique, vont chercher dans le récipient de la source, à 22 mètres de profondeur, l'eau minéralisée à 4°. un canal souterrain en verse une partie dans une immense citerne couverte, sa forme architecturale lui donne l'apparence d'un monument, sa capacité est de 28,000 hectolitres; elle est en dehors de l'établissement et sert de réservoir pour alimenter la piscine; l'autre partie de l'eau de la source se rend dans une tour octogone qui s'élève à 20 mètres de hauteur à côté de la buvette; elle renferme dans son intérieur 4 cuves en fer échelonnées les unes au-dessus des autres; l'inférieure est placée au-dessus de la chaudière du calorifère, 4 autres bassins plus petits fournissent l'eau minérale que des conduits distribuent dans l'établissement pour le service des bains et de la piscine; au sommet de la tourelle est la cuve d'eau minérale thermalisée, destinée aux divers appareils de douche, on conçoit toute sa puissance de projection, elle est en rapport avec l'élévation de son réservoir qui a 9 mètres 50 cent. de hauteur. Les appareils d'hydrothérapie adoptés à toutes les formes de ce traitement sont placés sous une voute spacieuse. Une piscine la plus belle et la plus grande qui soit en

France, est profonde de 1 mètre 50 cent; sa circonférence est de 34 mètres, elles contient 86,000 litres d'eau, tout autour des gradins en pierre polie, se développent en amphithéâtre; derrière, sont les cabinets de vestiaires. L'étendue de la nappe d'eau chlorurée permet aux baigneurs de se livrer à la natation et à différents exercices gymnastiques et de recevoir la douche lancée par deux tritons en bronze élevés sur des colonnes, à 8 mètres de hauteur, ils versent dans ce bassin l'eau salée qui se maintient à la température indifférente, 28° c., il s'en exhale une légère vapeur propice aux inhalations, l'eau se renouvelle incessamment au moyen d'un double courant. La buvette formée par un bassin élégant, orné de la statue d'hygie, occupe le milieu d'une corbeille de fleurs. L'appareil qui mélange à l'eau salée le gaz acide carbonique est placé dans un caveau voisin de la source. Cette eau se charge immédiatement de gaz, une légère pression exercée sur les bords du bassin de la buvette, fait jaillir au moyen d'un mécanisme ingénieux les flots écumeux de l'eau gazeuse. Une forte colonne d'eau s'élance d'un bassin rustique, au milieu d'un jardin anglais, dans lequel des sentiers bordés de fleurs et de verdure s'enlacent sous l'ombrage d'arbres de différentes essences: à côté est le Gymnase.

En face du pavillon des bains est un très-bel hôtel au deuxième et au troisième étage sont les appartements destinés aux baigneurs. Du balcon élégant qui forme une ceinture autour du premier étage, on a une vue très pittoresque sur le fort St-André, ses créneaux se dressent devant vous à une hauteur de 280 mètres, au même niveau et du côté opposé est le fort Belin, assis sur un arête de roches grisâtres, ils découpent l'horizon qui se termine aux pitons élancés de la montagne de Poupet. Si vous quittez cette perspective, vous trouvez à ce même étage de l'édifice, à côté des merveilles de la nature, celles des arts; une magnifique salle de bal et de concert, une bibliothèque qui renferme un cabinet de géologie jurasienne, des salons de lecture et de conversation. L'élégance et la recherche alliées partout aux installations utiles font le plus grand honneur à M. de Grimaldi propriétaire de cet établissement, il a voulu que rien ne fut omis pour enlever aux baigneurs l'ennui de l'uniformité; on profite du chemin de fer de Salins et des omnibus qui partent de cette ville et y reviennent chaque jour, pour se transporter dans les lieux les plus pittoresques. A la fin de cet ouvrage j'indiquerai les localités remarquables qui attirent les touristes sur les montagnes aux environs de Salins.

Un médecin inspecteur et un médecin adjoint sont attachés à cet établissement qui est appelé dans un avenir très-prochain à jouir d'une grande célébrité médicale. Il possède dans son sein tous les éléments de succès de nature à faire réaliser ces prévisions dans ses études sur les eaux mères de la saline de

Salins : en 1856, M. Durand-Fardel, considérait déjà, à cette époque, cette station minérale comme réunissant toutes les ressources enviées à Nauheïm et à Kreutsnach : Salins dit-il rivalisera avec ces établissements thermaux ; il a une spécialisation précise dans les maladies qui dérivent du vice lymphatique. L'Allemagne ne jouira pas longtemps du monopole exclusif des eaux mères, peut-être la plus grande part reviendra aux bains bromurés du Jura. Amédée Latour, union médicale, juin 1852.

Le plus grand nombre de personnes qui se rendent à l'établissement des bains de Salins dans la saison des eaux, ont sérieusement l'intention de profiter de toutes les ressources prophylactiques et curatives que présente cette station minérale. Quoiqu'elles ne soient pas comme Bade, Hombourg et la plupart des villes de bains d'Allemagne, un rendez-vous de jeu et de plaisir, on trouve dans l'intérieur de l'établissement de Salins, et au dehors des distractions variées qui suffisent pour chasser l'ennui attaché à une vie uniforme. Rien n'est plus nuisible au rétablissement de la santé qu'une existence molle et inactive passée au milieu du luxe des salons, elle détruit en partie le bénéfice curatif des eaux que développent l'exercice et les promenades, les environs de Salins très-remarquables par leurs sites pittoresques et les souvenirs historiques qui s'y rattachent sont le but des promenades délicieuses ; elles raniment l'action de la peau le mouvement de la circulation, et le jeu normal de toutes les fonctions: l'étranger ne cesse d'admirer avec un étonnement toujours nouveau le site grandiose au milieu duquel Salins se trouve placé ; qui est un des plus alpestres des montagnes du Jura. Comme il borne de toutes parts l'horizon, vous le retrouverez partout avec des aspects différents selon la direction que vous donnez à vos promenades aux environs de cette ville dont vous voudrez reconnaître l'ancienne origine qui remonte aux peuples primitifs de la Gaule, attirés dans cette gorge par la richesse et l'abondance de ses sources salées.

J'engage les baigneurs qui peuvent disposer d'un court espace de temps, avant leur départ, d'entreprendre une excursion de deux à trois jours dans la seconde vallée longitudinale du Jura salinois, arrosée par les eaux limpides de l'Ain qu'on remonte depuis la petite ville de Champagnole jusqu'à sa source au Val de Mièges, non loin de l'antre sauvage d'où la rivière s'échappe, elle court se précipiter successivement, à travers les anfractuosités des roches, dans des bassins étagés les uns au dessus des autres ; cette disposition des terrains a donné lieu a plusieurs établissements métallurgiques placés aux bas de magnifiques cascades, qui contrastent avec le cours paisible de l'Ain dans ces vallons bordés de forêts de sapins et peuplés de souvenirs historiques; comme des feuilles de lierre, ils restent enracinés dans les débris des vieux châteaux qui surmontent les hauteurs, ce sont des pages détachées de l'histoire du pays.

Mais avant d'assister à ces grands spectacles de la nature, je me propose d'augmenter l'intérêt qu'ils inspirent par une aperçu topographique et quelques considérations sur la formation des terrains que nous allons parcourir.

Félix qui potuit rerum cognoscere causas.

VIRGILE.

Cinq plateaux séparés par trois grandes vallées longitudinales, forment le vaste amphithéâtre du Jura qui s'abaisse du sud à l'ouest; cette disposition orographique permet de diviser cette montagne en cinq étages successifs désignés sous la dénomination de haute, moyenne, basse montagne, vignoble et plaine, Ces gradins présentent un nombre égal de zônes isothermes qui diffèrent sous le rapport du climat, de la végétation et des produits du sol. Ces circonstances se rattachent à l'inclinaison des étages de la montagne, à l'abaissement gradué de la température en rapport avec l'altitude, la hauteur moyenne de Nozeroy, terme de notre voyage est de 750 mètres, celles de Salins est de 345 mètres, il en résulte une différence de 405 mètres et de 4 degrés de température moyenne en partant de ces deux points géographiques.

Nozeroy, Sirod et Syam font partie de la seconde vallée longitudinale; elle appartient à la formation néocomienne et à la région des arbres résineux; sur le territoire de Nozeroy est la source de l'Ain. La richesse de ce pays consiste dans l'abondance des pâturages, la fabrication des fromages dits de Gruyères et l'exploitation des bois de sapins. La neige couvre le sol pendant cinq ou six mois de l'année, Dans les deux autres petits vallons qui font suite à celui-ci, la culture est beaucoup plus restreinte ainsi que le nombre des fromageries, le climat plus tempéré est favorable à quelques arbres à fruit, la plupart des habitants sont employés comme ouvriers dans les forges. Au bas de la lisière des sapins et de la troisième chaine de ces monts, les marnes oxfordiennes, s'étendent dans la première vallée longitudinale, elle est parcourue par l'Angillon, cet affluent de l'ain la traverse dans toute sa longueur, son cours lent et sinueux à cause du défaut de déclivité du sol, rend cette rivière sujette à de fréquentes submersions, elles inondent le fond de ce bassin que les marnes oxfordiennes rendent imperméables. Des diverses circonstances jointes aux séjour prolongé du brouillard, sont trés-préjudiciables aux plantes fourragères et aux moissons, principales cultures de cette contrée souvent visitée par les épizooties. Des forêts de chênes et de hêtres couvrent sur ses deux versants la seconde chaîne du Jura que vous traversez pour arriver au premier plateau, pays plus favorisé par le climat que celui du Val de Mièges; il en a toute la richesse agricole et l'industrie productive des fromageries, bien plus, le séjour beaucoup moins prolongé de la neige ne vient pas contrarier les semailles et retarder l'époque des moissons.

Tout contribue à la puissante végétation qu'on observe sur ce premier gradin du Jura ; à côté de son terrain calcaire trés-perméable on voit affleurer sur certains points les marnes fertilisantes du lias supérieur, les roches de l'oolite inférieure terminent brusquement ce plateau du côté de Salins, contre la base de cet escarpement s'appuyent les coteaux du vignoble. La vigne suspendue sur la pente rapide des monts par des murs transversaux, enfonce ses racines dans la formation marnocalcaire du lias et de la partie supérieure du terrain keupérien, et donne le vin rouge le plus délicat de la province. A la fin de cet article je parlerai du commerce de cette cité, de son industrie ou de ses établissements.

Maintenant l'ordre des matières réclame un exposé succinct de la géologie de cette partie du Jura salinois; pour arriver ensuite à des considérations sur la formation des bains salifères, origines de nos sources minérales.

Avant les périodes de soulèvements cataclystiques de nos montagnes, et à des époques qu'il est impossible de déterminer, le fond du bassin jurassique, fut alternativement émergé et recouvert par les eaux; chacune de ces irruptions aqueuses avait une minéralisation plus ou moins différente à laquelle correspondait celle de leurs sédiments qui se déposaient successivement les uns au dessus des autres; c'est avec le système d'exondation et de précipitation mécanique des éléments minéraux tenus en dissolution dans les eaux, que la science interprête la formation géologique des étages jurassiques et de leurs couches sédimentaires ; leur caractère vaso-marneux est subordonné, soit à la présence dans ces dépôts, de la chaux, de la silice, de la magnésie ou de l'alumine etc., où à la combinaison de ces diverses substances inorganiques. C'est à la prédominance de la chaux dans les sédiments solidifiés qu'on attribue la charpente calcaire des montagnes du Jura. La coupe orographique de la cluze de Salins, nous en représente les bancs obliquement redressés au nord-ouest par les soulèvements selon la direction conforme au système d'orientation des montagnes du Jura, des courants saturés de chlorure de soude formèrent par la précipitation de ce sel, au bas du keuper des bancs puissants de sel gemme, au dessus desquels les eaux séléniteuses déposèrent en stratification concordante, ceux de sulfate de chaux; entre ces grands dépôts de gypse, s'interposa la dolomie produit de la double décomposition du sulfate magnésien et du carbonate de chaux. Ces irruptions marines qui différaient par la minéralisation et les degrés de température, étaient en rapport avec l'existence de certaines familles zoologiques qui peuplaient ces bassins de submersion, chaque faune se développait dans les milieux les plus favorables à leur organisation, les unes préféreraient les stations pélagiques d'autres les rivages où les fonds vaso-marneux. En effet les fossiles du lias, ceux du cathomien diffèrent de la biologie des mers crétacées. Le premier plateau dont je m'occupe plus particulièrement représentait un immense bassin sans solution de continuité et dont le bas fond légérement ondulé avait ses courants sous-marins.

A l'époque des grandes dislocations du terrain jurrassique, l'explosion d'un vaste cratère de soulèvement central, exalta depuis sa base au sommet, le dôme fracturé de Poupet, origine des failles qui traversent la contrée ; cette même expansion des feux et des gaz souterrains rompit la croute terrestre du premier étage qui suivit le mouvement d'exaltation de Poupet, géant de nos montagnes ; entre les deux lèvres de rupture de ce plateau, il se fit un hiatus immense dans lequel les eaux diluviennes se précipitèrent ; elle creusèrent la cluse de Salins et lui donnèrent la configuration orographique qu'elle devait à peu près conserver, et à laquelle les affaissements du sol et l'invasion de la mer tertiaire apportèrent des modifications.

Malgré une différence de hauteur de 15 mètres entre Saint-André et Belin, il est encore facile de reconnaître en perspective, dans le relèvement des tranches de rochers oolitiques qui se correspondent des deux côtés, les points de jonction des deux plateaux et d'en rétablir par la pensée la continuité telle qu'elle existait avant la déhiscence de ce mont, par les soulèvements. Le glissement sur sa base du mont Simon intercepta le lieu dans lequel se trouve le défilé de St-Joseph, il est présumable que ce barrage naturel retenait en amont les eaux dans la cluze liaso-Keupérienne de Salins, elle devint un lac d'eau saumâtre. A une époque impossible de fixer, ce barrage fut détruit par une forte commotion souterraine, elle détermina une ouverture dans ce sol déjà miné par les érosions aqueuses; les eaux de ce bassin s'écoulèrent par cette crevasse dans laquelle la Furieuse se creusa un lit à travers les éboulés et les rocs détachés des monts.

Le cratère qui souleva les Alpes occidentales vint épuiser son action contre la chaine méridionale du mont Jura qu'elle releva en amphithéâtre du sud à l'ouest ; les eaux de la mer tertiaire se divisèrent sur les sommets, et les dépressions du sol jurassique, elles firent irruption dans la gorge de Salins et la région de la pleine qu'elle couvrit de ses alluvions. Dans une belle matinée d'automne, lorsqu'un brouillard épais, s'étend des rives de la Saône jusqu'au tiers supérieur de la cluse salinoise; le spectateur placé sur la cime du premier plateau que le soleil éclaire de ses rayons, croit voir onduler à ses pieds, les flots de cette mer resserrée entre les abruptes de ce défilé qui lui servent de rivage. Ce rapide courant contourne le promontoire du mont St-André, il s'enfonce dans les dépressions du sol, tandis que du côté opposé le roc sur lequel est assis Belin, s'avance comme un cap. La cime de Poupet et les hauteurs voisines se détachent de ce réseau brumeux, elles présentent l'aspect d'un archipel. Il ne manque plus pour rendre cette illusion complète que de voir surnager les cadavres de Rhinocéros d'Elephas primigenius de crocodilus brevi rostrés, *(Cuvier)*, ils vinrent échouer contre le flanc de la colline keupérienne de Naples, vignoble au nord du territoire de Salins, avec des blocs erratiques détachés des Alpes, transportés également par les glaces, et disséminés non loin des lieux où ces animaux anti-diluviens furent enfouis. En s'échappant par le défilé Portlandiens de St-Joseph, ce courant laissa, à différents niveaux contre les parois de ces roches, des lignes d'érosion et des enfoncements dans lesquels, les alluvions anciennes déposèrent des ossements d'Auroch, de Sanglier et de cerf, etc.... Je possède dans mon cabinet de géologie une collection de ces débris fossiles contemporains de ces grands cataclysmes diluviens.

Après que les eaux d'alluvion se furent retirées, et que le sol raffermi, eût été desséché; des courants d'eau souterraine minéralisée au contact des bancs de sel gemme, se frayèrent un cours ascensionnel à travers les scissures des bancs redressés de la dolomie keupérienne; elles s'épanchèrent par plusieurs issues au bas du mont St-André, parmi les cailloux d'alluvion qui couvraient le fond de la gorge et la partie supérieure du terrain triasique. Ces eaux formèrent un marais salant et se mêlèrent à celles de la Furieuse qui coulaient au niveau de ces sources minérales; les débordements et les atterrissements progressifs de cette rivière en exhaussèrent le lit, au point qu'il est actuellement à plus de vingt mètres au-dessus du niveau dont je viens de parler. Les efflorescences salines que ces eaux laissaient à la surface du sol pendant les chaleurs de l'été mirent les premiers habitants de cette contrée sur la voie d'une découverte aussi considérable ; ils s'empressèrent de tirer profit de ce trésor d'autant plus précieux qu'il est indispensable aux besoin de la vie; il était dans leur intérêt de garantir ces sources contre les inondations fréquentes de la Furieuse, rivière torrentielle, et d'en protéger le produit cristallisé par l'évaporation, contre les déprédations et les invasions des peuplades voisines. S'ils avaient ignoré la manière de fabriquer le sel, ils n'eussent pas manqué de l'apprendre par les Druides, chefs politiques et religieux, initiés aux sciences et aux arts cultivés en Orient, berceau de ces peuples primitifs, ainsi que par les Phocéens de la Colonie de Marseille. Ils avaient compris qu'en pratiquant l'extraction du sel au moyen de l'évaporation de ces eaux Salines, ils devaient acquérir au moyen de cette évaporation régulière, des richesses immenses, qui augmenteraient leur influence religieuse et leur domination sur une vaste étendue de pays: après avoir consacré ces sources pour s'en assurer la possession exclusive, ils en firent un objet spécial de leurs cultes sur les hauteurs.

Nemora Altis remotis
incolitis Sylvis. PHARS.

On en retrouve des vestiges aux environs du sommet de Belin, montagne que domine la gorge de Salins et porte une dénomination celtique, Bel, Belcin, Belenus, Appollon, Adoration du soleil, comme principe créateur de toutes choses, Baud; Blegny-Beligny; Beauregard, etc. situées au voisinage de Belin; sont des dérivés de Bel, ainsi que Baucul et la forêt de Bauvard, bois consacré à Belus.

L'arrête de rocher qui se prolonge à 700 mètres d'élévation en face de Poupet, et au-dessus de Clucy-Clusium, portait autrefois le nom de Cornabaux, altération des mots Celtiques Carnet-Bel, lieu de sacrifice à Bélus, la même interprétation étymologique s'applique également à Charnoz qui dérive également de Carn. La charrue à exhumé du sol de Clucy, de même qu'à Cornabaux, des haches en pierres de serpentine, des gros fragments d'un autel en granit et d'une meule à bras, *strusium*, elle était enfouie près de la *milliére*, borne du chemin du puits de la Pérouse il aboutissait en passant par *Entraiges*, à celui de Raide-Reda, Charriot, à Entraiges, la culture a découvert les fondements d'anciens édifices. Divers endroits du territoire portent les noms de Champ-Paroux, de Perouse, l'un d'eux encore nommé la chapelle est près d'un Dieu de piété; y avait-il en cet endroit un temple chrétien qui fût substitué à celui des Druides ?

Toutes ces étymologies et dénominations sont justifiées par la découverte dans ces diverses localités, d'antiquités qui attestent le séjour des Galls et les honneurs que ce peuple primitif rendait au culte de Belus, ainsi à Charnay Granges, au sud ouest de Salins, le mot Celtique Carn est comme dans Charnoz, en concordance avec des haches en pierre de serpentine et des pièces Celtiques recueillies autour de cette ferme, Vous ne serez pas surpris de rencontrer chez les paysans de Clucy de ces mêmes haches trouvées dans les murgers à la limite des champs, ils s'en servent ordinairement pour aiguiser leurs faulx. Il n'est pas rare de voir dans leur ferraille des haches des couteaux de sacrificateur et d'autres objets en bronze qu'ils vendent pour du vieux cuivre. En 1850, on a retiré près de la dernière maison de Clucy dans un lieu nommé sur Grésil, qui domine la vieille route de Salins à Besançon, des haches et divers instruments tranchants en bronze. Ici, les défrichements les mettent à découvert, plus loin, dans les vignes au bas de Belin et Poupet, etc., les vignerons rencontrent en labourant, des fers de flèche en Silex ; ils ont été taillés de main d'homme, leurs deux bords sont tranchants et dentelés en forme de scie ; il en existe de semblables chez les sauvages de l'Amérique, ainsi que des casse-têtes en pierres de serpentine et de Jade, ces instruments de guerre et de défense sont le produit de l'industrie des premiers peuples, souvent en lutte les uns contre les autres. Je possède une collection de toutes ces antiquités trouvées sur plusieurs points du territoire de Salins, principalement au bas des ruines de l'ancien fort de Poupet qui est perché sur une aiguillle de rochers que l'on considère comme une vigie au temps des Druides, et une station castrale à l'époque romaine. Parmi les titres nombreux qui font remonter à la plus haute antiquité l'origine de Salins, je dois ajouter le nom *d'hériens* donné aux anciens habitants de cette partie de la Sequanie appelée *Pagus heriensium*. Elle comprenait Salins et la gorge des monts dans laquelle il est placé. Le mot gaulois *her*, signifie riche, homme puissant, dénomination qu'on peut attribuer aux chefs du collège des Druides et que conserve encore sans altération, la langue allemande ainsi que la Val d'Aéry, prolongement sud-ouest du défilé salinois. Malgré le silence des commentaires, ils est à croire, que les Druides furent troublés dans la possession de leurs salines et relégués au loin sur les hauteurs lors de la conquête des Gaules et de l'occupation de la Séquanie, par les soldats de Jules César, ainsi que je crois être en mesure de le prouver. L'Empereur Auguste envoya chez les Sequanes, contrées des hériens, des soldats égyptiens de la colonie de Nismes, *milites niliaci;* ils emportèrent avec eux les objets de leur culte que l'Emperenr avait intérêt d'opposer à celui des Druides ; en même temps il entrait dans sa politique, d'abaisser leur domination encore toute puissante et leur influence religieuse devant les aigles et les autels de Rome, des médailles en bronze au type de Nismes ont été exhumées en grand nombre du sol et du territoire de Salins ; le revers de ces médailles porte l'empreinte d'Octave et d'Agrippa, de l'autre est un crocodile égyptien avec les mots : *Col : nem :* séparés par un palmier, *Colonia nemausensis* — Colonie de Nismes. Ces médailles suffiraient pour attester le séjour de ces soldats étrangers, à Salins ; mais la découverte dans ces mêmes lieux d'une statuette en bronze d'un prêtre d'Orus ou d'Osiris et d'un bœuf apis de même métal, objets principaux du culte égyptien, vient lever tous les doutes à ce sujet ; un autre témoignage en faveur de cette assertion que je ne fais que de d'énoncer, est une découverte non moins intéressante de deux médailles consulaires petit module en argent : elles ont été recueillies dans les vignes, au bas du fort Bracon. *Brac-fort*, Cette dénomination tirée par Bullet, d'une racine celtique, donne à penser que ces postes fortifiés avaient été construits par les Galles. Son emplacement sur une colline voisine des sources salées, montre qu'il avait été élevé pour en protéger l'exploitation. D'une autre part, les médailles consulaires, attestent qu'il avait été occupé par les soldats romains, dans les premiers temps de la conquête de la Gaule. Le défaut ou la difficulté des communication devaient nécessairement restreindre la fabrication et diminuer la valeur des prodnits de la saline. On commença à porter la hache sur ces forêts primitives, de chênes druidiques qui couvraient les pentes de la montagne et à défricher ce sol inculte pour le préparer à la culture ; ensuite ces soldats pionniers ouvrirent plusieurs routes dans cette gorge sauvage et dans les environs, afin de faciliter le transport du sel de cette manufacture ; ces chemins se reliaient aux grandes voies qu'Agrippa gendre d'Auguste fit exécuter depuis Lyon aux principales villes de la Séquanie, jusqu'aux bords du Rhin. En général on peut apprécier l'importance des localités par le nombre des voies qui viennent y aboutir ; sous ce rapport il n'est pas de cité en Séquanie qui ait été plus favorisée que Salins. Ces lignes de communication augmentaient en proportion de l'accroissement dans la fabrication du sel ; trois grandes routes traversaient du nord au sud, la gorge de Salins seule ouverture alors praticable dans le mont Jura pour arriver en Helvétie et se rendre en Italie ; elles passaient au-dessous de Bracon, franchissaient à la sortie méridionale de Salins, le premier plateau de nos montagnes, où l'on en trouve encore les pavés en plusieurs endroits, de là elles prenaient différentes directions.

On est en droit de conjecturer que cette exploitation exigea par la suite de vastes magasins et un développement considérable dans la fabrication en raison de la grande quantité de viandes salées expédiées au dehors; cette branche d'industrie alors presque sans rivale sous le rapport de la qualité des produits manufacturés, explique les progrès de la prospérité de cette colonie dans ces temps reculés, et l'accroissement de sa population, au point que dans son dénombrement des villes de la Gaule 150 ans après Jésus-Christ. Ptolémée plaçait *Salinum* après Bisuntio, Besançon parmi les cités les plus remarquables de la province séquanaise, *maxima sequanorum*.

Cet établissement fournissait selon Strabon, les salaisons de porcs les plus estimées à Rome, ainsi que celles de Sangliers nourris au milieu des forêts primitives de chênes consacrés par les Druides, ex sequanis optima Suilla Salsamenta, perferuntur. Cette citation d'un géographe du temps d'Auguste et de Tibère s'applique particulièrement à Salins, principale saline de la Séquanie appelée par Fredegaire salinœ sequanorum. L'abondance des sources jointes au plus haut degré de salure et à la prédominance du chlorure de soude, vient à l'appui de cette dénomination que lui donne le continuateur de Grégoire de Tours; il est certain d'une autre part, qu'on avait apporté à ces salaisons tous les perfectionnements alors connus pour donner à ces viandes les excellentes qualités qui les faisaient servir sur la table des Romains, de préférence aux viandes de porc préparées sur les lieux avec le sel de mer.

En échange des produits de cette industrie, le luxe de la capitale du monde s'introduisait à Salins avec le goût des beaux arts : parmi le nombre des objets précieux trouvés dans le sol de cette vieille cité, composé de la cendre et des débris de ses édifices, je signale deux statuettes l'une représente la déesse Vénus tenant une pomme à la main, l'autre est une baigneuse le corps accroupi sur un linge qui a servi à l'essuyer, elle se rogne les ongles des pieds avec le Strigillum ; j'ajoute à ces chefs-d'œuvre, un taureau en bronze de petite dimension, la tête d'un bélier ainsi que celle d'un sanglier les deux en creux; un manche très élégant d'un couteau forme d'un pied de biche; tous ces objets en bronze, sont d'un travail très-délicat, ils annoncent le règne des beaux arts des premiers temps de l'empire. Je ne veux pas omettre dans cette énumération d'autres objets d'un art également perfectionné ; ce sont des épingles, des fibules, des bracelets artistement ciselés, des armilles, une agraffe de manteau damasquinée portant l'empreinte d'un animal fantastique; une bague de chevalier romain avec son chaton orné de pierres précieuses. Les ouvriers rencontrent une foule de Tuileaux et de débris de vases romains, en creusant les fondements des maisons dans les quartiers de la ville, les plus épargnés par les incendies, et cependant Gollut *pense qu'elle fut peu cogneue aux Romains.* Les anciens historiens comtois auraient éprouvé un certain embarras pour justifier son ancienne origine sans l'entrecroisement très-manifeste des voies romaines dans cette gorge de nos montagnes. On en comptait trois principales qui se réunissaient au bas du fort Bracon. Celle de Mandeure, *Epomanduo-durum* était la plus fréquentée, surtout par les troupes qui se rendaient aux camps retranchés des bords du Rhin ; Elle cotoyait la vaste castramentation d'Amancey, passait au-dessus du camp fortifié d'Alaise séquanaise ; traversait la station militaire de Saizenay couverte de tuileaux à rebord ; sur les côtés de cette voie qui entrait à Salins par la porte du Chambenoz, on a découvert une série de tombeaux en pierre de Vergenne : Ces espèces d'auge avaient deux trous en dehors séparés par une croix de St-André, sculptée en relief. Ces tombeaux datent du IV siècle, ils appartenaient à des burgondes nouvellement convertis au christianisme. Lors de leur établissement à Salins, ils se groupèrent près du baptistère de St-Pierre, au faubourg des capucins, puis cette population chrétienne s'accroissant, elle reflua vers celui de St-Jean placé au bord de la route de Mandeure, en face de la saline, dans les ruines de cette église on a trouvé une aigle romaine colossale, elle était également en pierre de Vergenne, en s'éloignant de ce monument religieux l'un des premiers et des plus célèbres du comté de Schoding dont Salins était le chef-lieu, cette voie atteignait le sommet du Jura et descendait à Orbe en Helvétie, elle fut suivie par les barbares lors qu'après avoir franchi les bords du Rhin, ils envahirent la Séquanie, la route de Dijon mettait en communication l'abbaye de Saint-Benigne de cette ville avec celle d'Agaune en Valais; au 6me siècle Gontran roi de Bourgogne avait fait établir sur son trajet, des stations ou hospices, dans lesquels les religieux de ces deux communautés, recevaient en voyage, une hospitalité fraternelle; l'itinéraire en est parfaitement indiqué, par la translation des reliques de Saint-Urbain en 863; (chronique de Saint-Benigne), elle avait une station a Chamblay campus vellei, puis à Certemèry sartum mortaliae, elle traversait Salins, dit l'auteur de la vie de Saint-Anatoile, (vallis romano itinevi pervia ubi nunc salinarum locus) dans le reste de son parcours jusqu'à la station de Pontarlier et celle d'Orbe, elle empruntait l'ancienne route de Mandeure, il y a trente ans que ces pavés étaient encore bien conservés entre Villers sous-Chalamont, villa sub calceïa montis, habitations sous la chaussée du mont et la tour de Boujeailles, station et lieu de préage. Je possède un beau sabre romain, en bronze qu'on vient de trouver dans les rochers, au bord de cet ancien chemin. La voie d'Andelot classée en troisième ordre, traversait depuis cette localité, les chemins romains tracés sur le premier plateau du Jura salinois, que cette voie les faisait communiquer les uns avec les autres, à partir de Clucy, elle descendait par le bois de Bauvard à la station castrale de Saizenay; après avoir contourné la base méridionale de Poupet, elle venait aboutir au chemin de Salins à Besançon par les monts de Quingey cette jonction s'opérait à St-Thiébaud ; à cet endroit sont les traces évidentes d'un camp retranché ; plus bas le territoire de Fontenelle est jonché de débris d'édifices romains ; l'église de St-Thiébaud, a été construite à la place ou s'élevait un temple payen sur une petite éminence, à 5 kil. de Salins la route de Besançon à Maurianna, Isernore et Lyon par la gorge de Salins porte encore sur le territoire de Senans, le nom de chemin de César, elle traversait la loue à chateau de Roche, c'est l'ancien pétragium super lupam juxtum burgum salinas, au delà du pont on a retiré des alluvions de cette rivière, deux beaux vases romains en terres, une foule de médailles toutes du haut empire, des armes oxidées par la rouille. Sur le prolongement de cette voie dans le bois de Villers Farlay, des ouvriers en creusant un fossé, au bord de cette route, trouvèrent près du puits de César, une statuette en bronze d'un dieu terme, ses extrémités effilées se terminaient en pointes, elle paraissait avoir une origine étrusque. A la sortie de Salins, cette voie s'élevait sur le flanc de la montagne au sud-ouest de cette ville, après avoir dépassé Charnod, lieu du sacrifice des druides et Malaton, hospice des lépreux, elle prenait le nom de vie blanche ou de Salins et jetait un embranchement au chemin de Poligny, tracé dans la direction de Maurianne ou tous les deux venaient aboutir après avoir traversé le vaste champ de bataille de la combe d'Ain ; dernière et courageuse lutte des gallo-romains contre l'invasion des peuples du nord au 3me siècle.

Les burgondes vinrent à la suite de ces hordes dévastatrices armées de fer et de feu et qui ne laissèrent que des ruines sur leur passage, ils profitèrent de la chûte de l'empire pour s'introduire en Séquanie et former des établissements d'accord avec les habitants, ils en partagèrent les terres et les domaines devenus incultes par le malheur des temps. Les nouveaux colons s'approprièrent les sources minérales de Salins, ils relevèrent cette établissement de ses ruines, dont l'usine était en pleine activité à la fin du 5me siècle sous le règne de Gondebaud, malgré le voisinage dangereux des Alamants dont les excursions s'étendaient jusqu'aux environs de Salins et rendaient toute communication impossible avec cette ville. On peut juger de la terreur que les barbares inspiraient, par le passage suivant tiré de la vie de Saint-Oyan, écrite par un des contemporains de cet abbé, successeur de Saint-Lupicin à l'abbaye de Saint-Claude (avant 510) ; nous lisons que les religieux de cette communauté, avaient l'habitude d'aller chercher pour leur usage, le sel confectionné par le feu, dans le pays des hériens, voisin de leur monastère, mais, dans la crainte d'être massacrés par les Alamants, qui se livraient à de fréquentes incursions dans cette contrée, cet abbé aima mieux, malgré l'éloignement, les envoyer en Toscane pour faire cette provision. « è limite maris thyrenni, » potius quàm è vicinis heriensium locis coctile de- » cernunt petere, Sal. »

En ajoutant le mot Coctile a Sal, l'auteur distingue le mode de fabrication de ces deux espèces de sel, dont l'un était le produit de l'évaporation par le feu, l'autre provenait de l'action de l'air et du soleil, comme dans les marais salants. Privé de notions historiques transmises par les chroniques et les légendes, j'ai été forcé pour me diriger dans le dédade obscur des siècles reculés, de m'appuyer à chaque pas sur les monuments qui témoignent de la domination des Druides et de celle des Romains dans les premiers temps de la conquête de la Séquanie. Le système d'interprétation est le seul praticable chez les peuples qui n'ont pas encore d'annales écrites; il m'a permis d'établir une relation entre les médailles contemporaines, les objets d'art, ceux du culte et la création des divers établissements; maintenant nous allons entrer dans une phase nouvelle que les chroniques des couvents et leurs titres de concession de terrains, nous rendront plus facile à parcourir, l'histoire de Salins et de ses salines ouvre ses annales par une donation datée de 517 à 523. Sigismond roi de Bourgogne cède à perpétuité à l'abbaye d'Agaune (Saint-Mauris en Valais), Salins-Salumnio avec le château de Bracon, cum castro de Bracon et le Val de Miéges avec leurs dépendances et la faculté de disposer du tout comme ils l'entendraient. Le mot castrum joint à Bracon, signifie enceinte fortifiée, mise dans un très bon état de défense et dans le cas de protéger envers et contre tout l'exploitation des sources de la saline, qu'on doit considérer d'après ce qui précède, comme étant alors en pleine activité, d'ailleurs, Sigismond avait l'intention de réaliser avec une générosité des plus rares, un vœu de haute piété, il voulait par l'abandon d'un riche trésor, se faire absoudre dans le ciel du meurtre de son fils, auquel il avait été poussé par une infâme marâtre; il ne pouvait entrer dans sa pensée qu'il obtiendrait le pardon, en cédant à ces pauvres religieux, victimes de la guerre, une manufacture en ruine dont ils n'auraient pu tirer aucun profit.

Mais les Salines étaient destinées ultérieurement a subir tous les malheurs de ces temps de barbarie; leurs moyens de défense quoique considérables ne pouvaient résister contre l'irruption des Sarrasins en 732 et 200 ans plus tard à celle des hongrois. A la suite de ces dévastations auxquelles le couvent d'Agaune ne put lui-même échapper; les religieux fugitifs, séparés de Salins par un pays inhospitalier et dangereux à parcourir, se virent dans l'impossibilité de reconstruire leur manufacture; en 941, Meynier, supérieur et prévôt de cette abbaye, inféoda le domaine a Albéric comte de Macon à charge de reconstruire l'usine et le fort Bracon et de payer une légère redevance annuelle; toutefois, avec la condition qu'après sa mort et celle de ses deux fils, cette propriété remise en valeur, retournerait en plein droit, au monastère, les descendants de ce puissant seigneur, changèrent par la suite cet usufruit en jouissance dominicale perpétuelle, ils finirent par négliger de rendre hommage aux moines d'Agaune et de leur payer le cens féodal. Albéric tige des comtes de Bourgogne et des sires de Salins, mourut deux ans après cette inféodation. Sous l'administration de ses successeurs, l'usine sortit de ses ruines; elle fut reconstruite à grands frais, sur un plan très-large parfaitement ordonné; on fit venir des ouvriers lombards, pour travailler à cette réédification, des voutes très-vastes soutenues par d'énormes piliers et des colonnes d'ordres toscans, s'élevèrent au-dessus des sources, elles étaient alors au nombre de deux, la troisième nommée puits à gré ne fut découverte que longtemps après par des ouvriers occupés à des travaux dans ces souterrains; la plus ancienne de ces sources est le puits à muire, au rapport de Pline le naturalite, on donnait en Espagne le nom de muire à l'eau salée et celui de puits à la source d'où elle sortait. Aquam Salsam hispaniae è puteis hauriunt, muriam appelant, (hist. nat. lib. III). Ces ouvrages souterrains qu'on admire encore maintenant joignent la hardiesse de la structure à la solidité; ils résistèrent à l'incendie de 1336 qui réduisit en cendres, les constructions extérieures de la saline, Bracon et la plus grande partie de la cité, lorsque les principaux seigneurs de la franche-Comté levèrent le drapeau de l'insurrection contre Eudes IV duc et comte de Bourgogne; armés de torches incendiaires allumées à château Guyon, leurs troupes se répandirent dans les divers quartiers de cette cité qui devait être encore plusieurs fois victime des flammes. A la mort d'Albéric, Létalde sont fils ainé hérita du comté inférieur de Bourgogne et du puits à muire, Humbert, son frère cadet, entra en possession de Bracon et du puits d'Amont à charge d'hommage à l'abbaye d'Agaune; le puits à gré fut l'objet d'une exploitation à part, elle se reliait au centre de la ville à un bourg appelé Communal, il avait son administration et des intérêts particuliers, chacun d'eux a eu ses lettres d'affranchissement à des époques différentes et portait le nom du possesseur que conservent les deux principaux quartiers de Salins, la partie haute se nomme bourg dessus ou du sire auquel se rattachaient le puits d'amont et le chateau de Bracon qui leur servait de résidence; tandis qu'on donne le nom de bourg de dessous ou du comte au puissant seigneur qui possédait le puits à muire avec ses dépendances, celui du centre ou Communal, correspondait à la propriété du puits à gré, il ressortissait des deux précédents sous le rapport administratif et censitaire. Pour éviter de trop fréquentes discussions et souvent des agressions déplorables, ces trois bourgs furent réunis en 1497, sous Philippe archiduc d'Autriche, en une seule ville qui prit le nom de Salins, c'est encore, en raison de ce partage des sources salées que les divers seigneurs copropriétaires construisirent sur les hauteurs autour de Salins, plusieurs forts pour protéger leurs usines. Sur un des sommets escarpés de la cime de Poupet, consacré au culte des druides, s'élevaient deux maisons fortes; l'une d'elles occupait l'emplacement d'un signal dans les temps celtiques, auquel succèdèrent une vigie, une station romaine et plus tard un chateau féodal. Sa position sur la crête de la montagne devait le rendre inexpugnable au pied du rocher qui lui servait de base pyramidale, on trouve enfouis dans le sol des vignes, des monuments des peuples primitifs recouverts par ceux de l'époque romaine et du moyen âge; à la profondeur de 2 à 3 mètres, on commence à rencontrer de bas en haut d'abord de petites haches en pierres de Serpentine, des fers de flèche siliceux, semblables à ceux que j'ai signalés dans le sol au bas du fort Belin, plus haut, des haches, des couteaux de sacrificateurs de différentes formes et dimensions, des fers de lance et de javeline, des médailles du haut et du bas empire et mêmes quelques pièces celtiques, tous ces objets et beaucoup d'autres sont en bronze; par-dessus sont entassés des débris de tuileaux à rebord, entre les premiers et ceux-ci sont interposées des couches de cendres, de charbon et d'une terre noire, plus près de la surface, apparaissent des fers d'arbalète, des pièces bourguignonnes, des parisüs, des petits tournois du 13me siècle frappés sous le règne de Philippe le long et de Jeanne de Bourgogne sa femme, prince auquel le bourg dessous de Salins doit son affranchissement, les monuments de la religion, des arts, de la puissance, enfouis dans la terre les uns au-dessus des autres et à différentes profondeurs, revèlent nos grandes époques historiques, depuis la domination des druides, jusqu'aux souverains du moyen âge qui se succèdèrent dans la possession de cette contrée et de ces salines; il m'a paru assez intéressant de remettre sous les yeux l'ordre de superposition de ces divers objets d'antiquité trouvés sur le territoire des hériens, ils contribuent à établir la chronologie des événements dont il fut le théâtre, de même que la faune d'une région caractérise ses époques diluviennes, considérés sous un point de vue général, ces événements peuvent se résumer ainsi: Rome avait renversé le culte puissant des Druides et sur le tombeau de l'empire romain, les Burgondes vinrent planter la croix et jeter la semence régénératrice de la civilisation chrétienne, tout en faisant surgir de leurs décombres, les grands établissements qui renfermaient des éléments de fortune et d'utilité publique, comme l'exploitation des sources salées de Salins.

Je ne pousserai pas plus loin l'historique de cette saline, parce qu'étant mêlé à tous les événements passés à Salins et dans la province, les recherches consignées d'ailleurs dans l'ouvrage de M. Béchet sur cette ville, m'entraineraient au-delà du but que je me propose d'atteindre, je me bornerai pour terminer ce sujet à parler de la pieuse munificence des Seigneurs de Salins qui firent participer un grand nombre de maisons religieuses au riche trésor qui coulait de ces sources minérales; elles appartinrent à la France par le mariage de Jeanne 1re dame de Salins, avec Philippe le long; cet héritage passa ensuite aux ducs et comtes de Bourgogne, à la maison de Châlons, à l'Espagne et définitivement à la France. Pendant près de trois siècles, c'est-à-dire depuis le mariage de Marie de Bourgogne avec Maximilien d'Autriche, et à dater de Louis XI, jusqu'à la conquête définitive par Louis XIV, cette ville eut à subir tous les désastres qu'entrainent la guerre, la peste et la famine, calamités qui lui suscitèrent les continuelles hostilités entre la France et l'Espagne à laquelle notre province appartenait, le courage que montrèrent les habitants de Salins pour défendre leurs murs, contre les grandes compagnes et toutes les agressions étrangères; la fidélité inébranlable à l'Espagne, malgré son impuissance à donner des secours à cette province, la noble résistance que ses magistrats opposèrent aux sommations de Henri IV, honorent les annales de cette cité et lui méritent une page glorieuse dans l'histoire du comté de Bourgogne, un jour vint qu'elle fut récompensée de tous ses dévouements à son ancienne patrie, en 1844, M. de Grimaldi fit l'acquisition de la saline de Salins, au nom de la reine douarière d'Espagne, et par des forages artésiens pratiqués dans le sol de cet usine, cet habile administrateur augmenta de plus d'un tiers le produit des sources. A ce bénéfice immense, il en ajouta deux autres non moins considérables; Salins devint la tête d'un chemin de fer avec embranchement sur Paris et le centre de la France. On lui doit en outre la création d'un magnifique établissement de bains chlorurés fortifiés par les eaux mères bromurées de cette usine, la salure des sources qui ne s'élevait qu'à 14 et 15° étant devenue beaucoup moindre depuis les trous de sonde, on les remplaça dans la fabrication du sel de cette usine, par l'eau d'immersion du banc saliférе qui approche du degré de saturation saline. Le produit des sources est abandonné, il s'écoule dans la rivière par un canal souterrain, à l'exception de l'eau du puits à muire A-4; elle est employée en boisson, pour les bains et le service médical de cette station minérale.

On l'appelait la bonne source elle mérite de conserver toujours son nom; un escalier en spirale, placé à 22 mètres de profondeur sous le sol de l'établissement, conduit à son récipient, ou s'opère la séparation des eaux salées et de celle d'eau douce, au moyen d'une puissante machine hydraulique, il est à croire que ces eaux servirent à l'usage des bains du temps des romains : si dans l'enceinte de la saline et le voisinage des sources, on ne trouve point de vestiges d'anciens bains, il est cependant très-probable, que même à l'époque celtique, ces eaux servirent au traitement des maladies.

Sans revenir de nouveaux sur les antiquités que j'ai déjà signalées à Salins et dans ses environs, je peux à l'appui de cette opinion, citer les médailles retirées des fondements d'anciens édifices, elles sont en bronze et en argent, de différents modules et datent depuis le règne de Tibère à celui de Constantin ; une pièce d'or de Valentinien 1er a été trouvée dans le limon du canal qui porte à la rivière, lés eaux douces des souterrains de la saline. La découverte à Salins d'une baigneuse en bronze, fait conjecturer qu'il existait au bord de la Furieuse, un balnéa ou établissement de bains qui remonterait aux premiers temps de l'empire romain. Si l'on en juge par la souplesse et la délicatesse des formes de cette gracieuse statuette, au bas de laquelle est sculpté, un scorpion, signe zodiacal qui annonçait l'époque de l'année favorable aux bains ; cette interprétation n'a rien d'exagéré, quand on pense à l'importance hygiénique que les romains attachaient à l'usage des bains minéraux et à la création d'établissement de ce genre même sur les rivages maritimes, ainsi que dans tous les lieux soumis à leur domination et pourvus de sources minérales, ils furent tous détruits et ensevelis sous les ruines de leurs édifices avec les autres monuments de la civilisation lors des invasions des peuples du nord, mais les anciens habitants de la contrée des hériens, qui avaient conservé par la tradition, le souvenir de l'efficacité médicale de ces eaux salées, continuèrent à les employer pour le traitement de diverses maladies.

Nous lisons dans la vie de Saint-Anatoile, écrite au 12me siècle, le passage suivant; il confirme en partie ce que j'avance et donne à ces conjectures le caractère de la vérité.

« Dans l'archevéché de Besançon dépend une ré-
» gion appelée Scoding, dans laquelle est une vallée
» traversée par une route qui conduit à Rome,
» romano itineri per via, quæ salinis benè suo nomme
» dicitur; le nom de *Salinum* lui convient d'autant
» mieux, qu'on fabrique en cet endroit une grande
» quantité de sel, au-dessus de cette gorge s'éléve
» une montagne d'un aspect agréable; on lui donne
» à cause de son beau site, le nom de mont-d'or
» *mons aureus*, à ses pieds s'échappe une source
» limpide dont l'eau employée sous forme de bains,
» a la propriété de guérir un grand nombre de
» maladies. Fons limpidissimus emanet, qui diversis
» ægrotantibus, sanitatem accomodat. » (Bolland... acta sanct. 3 febr.)

Cette citation se rapporte aux sources salées qui sortent dans l'intérieur de l'établissement de la Saline au pied de la montagne de Saint-André, elle s'appelait mons aureus, non à cause de la beauté de son site et de la perspective, mais parce qu'elle recelait dans ses couches profondes des bancs très-puissants de sel gemme élément minéralisateur des sources salées le plus riche trésor des ducs et des comtes de Bourgogne, j'ai déjà dit qu'afin de les protéger et pour la défense du défilé de Salins, elles avaient été environnées d'une ceinture de forts c'est dans ce même but que furent élévés en face l'un de l'autre ceux de Belin et de Saint-André, à ce dernier les bourguignons donnèrent cette dénomination, parce qu'ils apposaient à ses crénaux leur étendard qui portait la croix de Saint-André, nom de leur patron. Deux causes amenèrent progressivement la désuétude de ce traitement par les eaux minérales, la promiscuité des sexes dans les bains publics était à Rome et chez les gallo-romains, la plus haute expression d'un luxe voluptueux et de la corruption des mœurs; le christianisme qui avait mission de les purifier par tous les moyens qu'inspire une pudeur austère, a du proscrire la balnéation commune.

En opposition avec le but moralisateur de son institution et lorsque les établissements de bains furent renversés sous les pieds des barbares; la religion eut assez d'empire pour empêcher de les reconstruire. Dans la suite les nombreuses concessions de sel à plusieurs couvents, firent que les eaux exclusivement réservées à cette fabrication ne furent plus employées dans le traitement des maladies, la valeur des bains d'eau minérale de Salins avait été presqu'entièrement méconnue ou considérée comme l'équivalent des bains de mer, jusqu'au commencement de ce siècle, lorsqu'en 1826, M. le professeur Bolard découvrit dans l'eau marine le brôme qui ressemble sous beaucoup de rapports à l'iode substance à laquelle MM. Coindet de Genève et Lugol attribuaient une spécialité thérapeutique dans le traitement de la constitution scrofuleuse. Cette découverte éveilla l'attention des magistrats de Salins, dans le cas ou leurs sources salées atteindraient un certain degré de bromuration, ils comprirent combien leur emploi sous forme de bains deviendrait avantageux aux intérêts de la ville et de la population. Afin de résoudre cette question, en 1827, ces eaux furent soumises à l'analyse de M. Desfosses professeur à la faculté des sciences de Besançon, cet habile chimiste constata dans l'eau mère de ces salines 0 gr. 600, sur un litre ; cette quantité de bromure ne parut pas assez considérable en sorte que le projet de créer un établissement avec les éléments minéraux fut abandonné, malgré les essais de quelques médecins de la localité qui tendaient à favoriser cette entreprise dès 1844, M. de Grimaldi voulut avoir une connaissance exacte et définitive de la composition minéralogique de ces eaux ; il chargea M. Favre d'en faire l'analyse chimique ; l'année suivante, MM. Dumas, Pelouse et Favre, tous trois chimistes des plus habiles de Paris, confirmèrent l'exactitude des recherches précédentes de leur confrère, ils évaluèrent à 2 gr. 700 la quantité de bromure de potassium renfermée dans un litre de cette eau mère. Ce produit fut le résultat de trois opérations qui furent ensuite vérifiées et jugées conformes par M. Ossian Henry, fils. La proportion de brôme considérée comme élément principal de la médication, était en quantité suffisante pour justifier la concurrence des bains de Salins avec ceux de Creusnach et Nauheïm, de nombreuses guérisons, engagèrent les médecins de Salins à persévérer dans cette balnéo-thérapie, ces cures furent consignées dans plusieurs mémoires, parmi lesquels figurent le travail de M. le docteur Carrière et celui que j'ai eu l'honneur de soumettre en 1854 à l'académie de médecine de Paris, il fut honoré de son approbation ainsi que celui du docteur Carriére.

Cette haute sanction de la science, détermina M. de Grimaldi, propriétaire de la saline, à créer dans son enceinte, un très-bel établissement de bains chloro-bromurés, on doit en conserver une idée à peu près exacte d'après l'article qui lui a été consacré dans cette ouvrage.

Salins a dû son origine, et son ancienne prospérité à l'exploitation de ses sources minérales, les plus fortes et les plus abondantes de la province, c'est encore à ces mêmes éléments de minéralisation, considérés au point de vue médical, qu'il devra le retour du bien être de ses habitants et sa splendeur éclipsée, depuis 1789 et l'incendie de cette ville en 1825. Cette ville avait été au 6me

siècle, le chef-lieu du comté de Scoding et d'un archidiacone, la capitale du comté de Bourgogne caput-burgundiæ. Au château de Bracon résidaient les comtes et gouverneurs du pays; cette ville avait eu un atelier monétaire, un mont de piété, et une des premières imprimeries; plusieurs fois le parlement et les états généraux s'étaient assemblés dans ses murs; elle avait un brillant état-major, Salins fut le siège d'un présidial, d'un bailliage, d'une mairie avec toute justice, d'une maitrise des eaux et forêts avec le titre de vicomte, l'administration des salines comptait un nombre indéfini d'employés et d'ouvriers, la population de Salins s'élevait à 8500 habitants elle a diminué d'un tiers, depuis la révolution de 1789, cette ancienne cité déchue de tous ses privilèges, se trouve humblement confinée à l'extrémité du département du Jura et placée au rang d'un simple chef-lieu de canton, une incendie qui éclata en 1825 réduisit en cendres le quartier le plus commerçant et le plus populeux de cette ville, elle penchait vers une ruine complète, la plupart des familles aristocratiques et des riches propriétaires avaient quitté cette ville désolée, le gouvernement et la charité publique, vinrent à son secours avec une générosité spontanée dont il est rare de voir un semblable exemple, des constructions élégantes, dans le goût moderne, s'élevèrent comme par enchantement des décombres de l'incendie, une rue large et régulière, la plus belle du Jura, bordée de magnifiques hôtels, de riches magasins de commerce, occupe le centre de la ville, il est parcouru incessament par les omnibus du chemin de fer, les voitures de marchandises et les chars pesamment chargés de sapins abattus sur les sommets de nos montagnes, ils forment de vastes entrepôts au dehors du premier faubourg, de même que le gypse extrait à ciel ouvert des carrières exploitées sur le territoire de Salins. Parmi les produits minéraux les plus considérables du sol, je dois mettre en première ligne la fabrication du sel qui s'élève à 70,000 quintaux métriques par an et l'établissement récent de bains sodo-chloro-bromurés dont la célébrité curative fait affluer dans cette localité un grand nombre de malades pendant la saison des eaux; à cette époque, les bals, les concerts, les fêtes réunissent une société choisie dans les salons somptueux de l'établissement des bains. Salins est situé à 340 mètres au-dessus de la Méditerranée, cette gorge ouverte du nord-ouest au sud-est, donne un libre accès aux rhumbs de vents tandis que le Dôme de Poupet, l'abrite du côté du nord; moyenne annuelle de la pression barométrique 0,72, moyenne thermométrique 12—5, elle est égale à la température de sources qui fournissent en abondance aux fontaines publiques, une eau limpide, légère dissolvante et digestive; le climat tempéré et salubre est exempt d'épidémies graves, l'atmosphère se purifie par les courants d'air qui traversent la gorge en sens opposé, le sol est remarquable par la bonne qualité de ses produits, le chemin de fer apporte sur les marchés, la marée qui rivalise avec les poissons, les excellentes truites, des lacs et des rivières des montagnes.

J'ai déjà parlé du vin rouge de Salins qu'on recherche sur toutes les tables de la province; Salins à plusieurs promenades en dedans et en dehors de l'enceinte de ses vieux remparts, limites que l'intérêt de la défense et la féodalité imposèrent à une vaste étendue de jardins en terrasse, ils forment un amphithéâtre de corbeille de fleurs et de verdure à la base du mont Belin. Depuis le balcon de l'établissement des bains vous avez pu voir les sommets rocailleux qui découpent en franges grisâtres l'azur de l'horizon, mais le coup d'œil est trop restreint par les édifices environnants; en dirigeant vos pas sur le quai de la Furieuse planté d'épais platanes, la perspective s'agrandit et forme dans son ensemble le panorama le plus vaste et le plus pittoresque du Jura; arrêtez-vous en face de deux petites rues qui percent le massif des maisons de cette promenade en donnant lieu à une échappée sur les hauteurs voisines et vous serez saisi tout-à-coup de surprise et d'admiration à l'aspect de la pyramide colossale de rochers au sommet de laquelle le fort Belin s'élève en s'isolant à 360 mètres au-dessus du cours de la rivière; deux pas plus loin, ce spectacle grandiose d'une nature alpestre disparaît à vos regards, comme la décoration d'un théâtre féérique immense, on croit être sous l'empire d'une illusion prestigieuse. La redoute de Grelinbach avec son pont levis jeté sur un abime, communique par un crêt hérissé de rochers avec le fort Belin; à 100 mètres au-dessous il se relie à un fortin par un chemin en zig-zag, creusé dans le flanc rapidement incliné de la montagne. Ce petit fort muni également d'un pont levis très-pittoresque, paraît comme suspendu dans l'air; bâti dans ses derniers temps pour compléter le système de fortification de Belin, il occupe l'emplacement de la cellule caverneuse ou St-Anatoile s'était retiré au 5me siècle.

Plus bas, sur une plate-forme en talus qui domine le vert feuillage des jardins, s'élève majestueusement l'église paroissiale qui porte le nom du saint patron de cette ville, Hugues 1er archevêque de Besançon, l'édifia en 1022 sur les anciens fondements du prieuré de Saint-Symphorien, qui existait déjà au 4me siècle, l'architecture de cette basilique autrefois collégiale est en partie romane et gothique; sa parfaite conservation la fait classer parmi les monuments historiques du département du Jura; elle mérite d'être visitée par les amateurs de la belle architecture ancienne. En continuant à parcourir dans toute l'étendue du rayon visuel, les principaux points de l'horizon on s'arrête involontairement en face des grandes fractures de l'ossature de Poupet terminées en aiguilles de rochers, elle s'élancent à

873 mètres au-dessus de la mer, en se dégageant de la chaîne principale de la montagne, cette configuration orographique imposante par sa masse, rappelle l'explosion des feux souterrains à l'époque des soulèvements qui brisèrent le front profondément crevassé de ce géant cyclopéen de nos monts.

Au sud-ouest, la montagne de St-André, foule à sa base baignée dans les flots de la furieuse, les trésors inépuisables que renferment des bancs de sel gemme : ce mont orgueilleux, *mons-aureus*, se drape dans son manteau de pampres et porte fièrement comme un diadème taillé dans le roc, ses créneaux qui se dressent vers les cieux. De l'autre côté de la riviére, sur un monticule entouré de vignes, est la lunette construite par Vauban, non loin de la position ou s'élevait l'ancien chateau gallo-romain de Bracon, il vit naître au 6me siècle, Saint-Claude patron de notre diocèse et servit en 1431, de prison, pendant près de cinq ans, à René d'Anjou, après qu'il eut été vaincu à la bataille de Bulgnéville par le comte de Vaudemont, son compétiteur au duché de Bar. Ce bon prince René abandonné de ses courtisans, sortit de Bracon, pour monter sur le trône de Naples, tempora sifuerint nubila, solux eris. Après la déroute de Morat, en 1476, Charles-le-Téméraire se retira dans ce fort, pour y cacher sa colère et la honte de sa défaite.

Quelque temps ensuite, il fit enfermer dans ce

même donjon, sa sœur Yolande, Duchesse de Savoie.

Ces exemples frappants des vicissitudes humaines ne sont pas rares chez les hommes puissants et parmi les nations les plus florissantes. Souvent aussi la providence suscite dans un pays éprouvé par de grandes infortunes, des hommes doués d'une intelligence supérieure et d'un vaste esprit d'entreprise, ils savent faire tourner au profit de leur cité adoptive des ressources et des éléments de bien être jusqu'alors inconnus. Telles sont les conditions les plus prospères dans lesquelles M. de Grimaldi a replacé la cité de Salins, devenue un centre d'activité commerciale et l'une des plus remarquables stations minérales de France.

Salins humilié, courbait jusqu'à la terre
D'une antique splendeur, son front deshérité.
Cet arbitre autrefois du sort de la Comté
Se cachait dans les plis d'un immense suaire,
Et sous sa toge séculaire
Il gardait des tombeaux l'auguste majesté.
Salins, secoue à la lumière
Ton linceul couvert de poussière,
Pour toi, commence un nouveau jour;
L'Eternel veut dans sa sagesse
Que tout ce qui tombe et s'abaisse
Grandisse et s'élève à son tour.

La distance de Salins à Nozeroy, terme du voyage que vous allez entreprendre, est de 45 kilomètres; ce trajet exige deux jours à cause des courtes stations que vous devez faire à Champagnole, à Syam, au bourg de Sirod, à Sirod et à Nozeroy. La route de Paris à Genève que vous suivez est tracée dans une coupure verticale du 1er plateau du Jura qui s'abaisse devant vous du sud au nord. Au fond de cette profonde dépression du sol, nommé Val-d'Héry (pays des Kériens), coule la Furieuse que vous remontez jusqu'à sa source, à dix kilomètres de Salins; cette rivière se creuse un lit très-accidenté causé par des barrages naturels, cette circonstance donne lieu à des petites cascades et à l'établissement d'une série d'usines placées en amphithéâtre à côté des chûtes d'eau; le jeu de la lumière et des flots écumeux à travers le feuillage des arbres autour de ces moulins, donne de la vie, de l'animation et de la variété à ce spectacle de la nature. Sur votre passage les éboulements et les érosions aqueuses ont mis à découvert les couches géologiques du premier et deuxième plateau du Jura; vous en examinez la superposition ainsi que celle du Keuper; ses marnes irisées sont traversées par des zônes gypseuses blanches comme de l'albâtre, à droite sur la hauteur sont les traces de la voie romaine de Besançon à Maurianna qui passait à chaux sur Champagny près de Charnoz. En bas, s'échappe tumultueusement d'une colline de tuf le ruisseau de la Sarrazine, du côté opposé existait au XVIIme siècle le village de Sarcenne, Sarragenum : colonie sarrazine ; il a disparu en 1649, dans une déhiscence de ce sol marneux miné par un courant d'eau souterrain, sans qu'aucun habitant ait pu échapper à ce désastre inouï ; maintenant à la place de ce village on ne voit plus qu'une ferme isolée, des ondulations du sol et la rupture du banc de calcaire à gryphées qui lui servait de base. Ce sont les seuls vestiges qui restent sur les lieux ou Sarcenne fut englouti de même qu'Herculanum et Pompeï. Le bruissement produit par la chûte d'une forte colonne d'eau vous avertit de jeter un coup d'œil sur une cascatelle qui jaillit du rocher au bord de la route, elle sert de fontaine publique aux habitants de Pont-d'Héry. Près des dernières maisons de ce village, un petit lac temporaire est encadré entre les pentes verdoyantes de deux collines ; il est alimenté dans les grandes eaux par une source, qui sort à la base d'une éminence conique de rochers, sur laquelle on voit les débris poudreux du vieux château druidique de Vauxgrillet. L'eau du lac et de la source, communique par un canal souterrain avec celle de la Furieuse, nommée Doye, nom générique donné par les Celtes à l'origine des rivières ; la tradition locale peuple ces frais rivages, de dames blanches : gardez-vous de tenir en passant des propos irrévérencieux sur ces Sylphides, elles pourraient bien vous jouer un mauvais tour, on rapporte qu'on les voit encore, aux rayons de la lune, baigner les tresses de leurs longs cheveux dans les eaux limpides du lac et s'abreuver à la source de Vaufrillay. Ce n'est pas sans frayeur que certains paysans attardés, fréquentent, durant la nuit ce rivage néfaste, ils craignent, comme il est arrivé dit-on, à plusieurs autres, que ces dames les emportent à de grandes distances, dans les airs qui font entendre des cris insolites, ils se perdent d'une manière confuse sous la feuillée mystérieuse du crêt des échos. En cet endroit vous franchissez en cinq minutes ce sol de la première chaîne du Jura, ligne de faille et de partage des eaux qui coulent dans cette région de nos montagnes, une partie se déverse dans le bassin de la Saône et l'autre dans le Rhône; de là vous descendez dans le vallon tourbeux et oxfordien de Vers, il est traversé par le cours tortueux de l'Angillon et s'étend au bas des dernières pentes de la deuxième et troisième chaîne du Jura composées de calcaire oolitique inférieur ou bathonien que surmonte le Cornbrash. Le voyageur est frappé par l'aspect du vert sombre des sapins de la troisième chaîne du Jura qui forment un contraste avec la blancheur des maisons groupées au bas de la lisière de ces bois résineux disposés en amphithéâtre. Comme ce vallon fait partie de notre itinéraire, il en a déjà été question en traçant à vol d'oiseaux la topographie de ces montagnes; seulement, il me reste à dire deux mots au point de vue historique sur le château de Vers, dont vous voyez les ruines à peu de distance de la route que vous suivez en traversant le village de ce nom. Ce château qui présentait une forme carrée avait une tour saillante en dehors, à chaque angle; une autre plus haute et plus grosse au milieu, commandait aux quatre moindres. Il était entouré de fortes murailles et d'un fossé profond dans lequel coulait l'Angillon : par sa porte du couchant, le château communiquait avec Vers et par celle de levant, on entrait dans un parc immense entouré d'un mur de 4 mètres de hauteur : il renfermait beaucoup de gibier, tels que cerf, chevreuil, sanglier, buffle, etc., et un très-vaste vivier. De ce château le plus célèbre de nos montagnes après celui de Nozeroy, il ne reste qu'une tour de forme ronde, qui se dresse debout, au milieu des amas de ruines, comme pour défier encore les soldats démolisseurs et incendiaires de Saxe-Weimar, qui le détruisirent en 1636, dans la même enceinte est l'habitation modeste du fermier du prince d'Aremberg, il a mis à profit le cours de la rivière comme moteur d'une scierie : on attribue la construction de cette maison forte aux princes de Châlons, dans le XIIIme siècle.

Dans le cours trajet pour arriver à Champagnole vous avez continuellement devant vous, l'immense pyramide triangulaire de Mont-Rivel, son isolement de la troisième chaîne du Jura ferait croire qu'elle en a été séparée par des courants et des remous de la mer glacière, ils déposèrent à sa base oxfordienne et sur tout le territoire de Champagnole une masse très-puissante de sables et de galets, régulièrement stratifiés ; au sommet de cette île terrestre couronné par le corallien, jaillit par un syphon naturel, une source abondante, *mons rivulus ;* sur le même emplacement, on voit les vestiges d'une vigie et de tuileaux romains auxquels succédèrent ceux d'un château féodal : cette station se reliait au camp retranché de St-Germain, *Placentia*, il est traversé par un chemin de grande communication qui a mis à découvert du sol de cette localité, tout un musée d'antiquités Gallo-romaines ; un embranchement de la voie de Besançon au lac d'Antre et à Maurianna qui venait de Poligny, contournait la base de ce mont. Au dessous et dans la forêt de Fresse se dresse une pierre lithe, voisine du chemin des prêtres, il aboutissait à Equevillon où des hâches et divers couteaux de sacrificateurs en bronze, ont été trouvés dans des lésines de rochers.

Ces lieux dignes d'un si haut intérêt archéologique ne manqueront pas d'attirer vos regards et de prendre place dans vos souvenirs de ce voyage. Bientôt votre char vous emporte au milieu d'une belle avenue de grands arbres qui se termine à l'entrée de Champagnole.

Cette petite ville se compose presqu'entièrement d'une seule rue large et régulière ; elle est remarquable par sa position au bord d'un abrupte formé d'alluvion, au bas duquel les flots écumeux de l'Ain dessinent un demi circuit, en glissant sur un plan légèrement incliné de rochers lésinés. De l'autre côté de la rivière sont de vastes établissements métallurgiques avec leurs oasis de feuillages et de verdures.

Ce grand et magnifique spectacle de la nature est dominé par le sommet pyramidal de Mont-Rivel couvert d'une forêt de sapins. Champagnole se déploie gracieusement avec ses promenades, sur la plate forme de l'escarpement ; il ressemble à une jeune fille coquette, dont la verdure des sapins orne le front qu'elle penche pour se mirer dans le cristal limpide de la rivière qui baigne ses pieds. Un autre spectacle non moins gracieux, vous attend sur la promenade du boulevard, son talus d'alluvion, recouvert d'un épais tapis de luzerne, est sillonné de sentiers tortueux ombragés par le feuillage des arbres : un paysage frais et gracieux s'étend à vos pieds ; l'Ain s'étend en nappe à mesure qu'il s'éloigne des ombrages du petit village de Cize, bientôt son lit se rétrécit entre deux bancs de rochers sur lesquels s'appuye un pont d'une seule arche jeté hardiment sur le cours de l'Ain ; il produit dans ce passage étroit et profond, un effet des plus pittoresques et court dans un canal taillé dans le roc se précipiter sur les nombreux rouages de la forge qu'il met en mouvement. Un mur contre lequel viennent se briser les flots, sert de ceinture à des bosquets et à des corbeilles de fleurs qui se prolongent jusqu'à l'habitation de maître.

Syam est au sud et à 4 kilomètres de Champagnole, à peu de distance et à droite du chemin de grande communication que vous suivez pour aller à Syam, existe une pierre druidique, en face est le champ des bancs, on remarque en cet endroit, une ligne de grosses pierres en forme de bancs ; elles furent propablement disposées de la sorte pour un lieu de rassemblement religieux à l'époque celtique. Les forges de Syam sont au fond d'un entonnoir évasé où viennent affluer et se confondre avec la rivière d'Ain, les eaux des plateaux supérieurs. Ce confluent a lieu au bas de cet établissement métallurgique au milieu d'une vaste étendue d'alluvion. Ce petit val compris au nombre des bassins étagés, a deux kilomètres de long et 500 mètres de largeur ; il est circonscrit entre la base de deux montagnes élevées, l'une appartient au Bathonien, et l'autre au midi de la précédente se compose de Portlandien-Kimméridien ; toutes deux sont parallèles. La verdure sombre des sapins au sommet de ces monts se confond à leur base avec le vert d'une nuance plus claire, des différentes essences de bois, ils bordent la prairie au milieu de laquelle l'Ain coule mollement. Un canal de dérivation porte une partie de cette rivière sur les rouages de l'usine de Syam, qu'elle met en activité. Avant de continuer son cours du côté de Champagnole, elle s'épanche et se brise en flots écumeux sur un banc de rochers qui s'étend comme un barrage naturel au-dessus de l'établissement. Plus loin, elle prend une direction du sud au nord et reçoit le tribut réuni des eaux de la Sennes et de la Lemme. Cette usine se compose de quatre feux de forges, de deux martinets, d'un cylindre, d'un moulin, d'une scierie mécanique, etc. Le petit groupe de maisons du village de Syam adossé à la pente du mont Roussillon, se cache sous le feuillage des vergers. Tout ce vallon jusqu'au bourg de Sirod, présente de puissants dépôts de sables et de galets d'érosion provenant des vallées supérieures; ces dépôts étagés à différentes hauteurs, témoignent que dans des temps très-éloignés, cette vallée a été exoudée, ainsi qu'on l'observe par le poli des roches et ces amas d'alluvions, bien au-dessus de la cascade du bourg de Sirod. A 2 kilomètres des forges, au bord de la Senne, une source intermittente sort au milieu des cailloux polis et roulés, l'intermittence est de 6 à 7 minutes, l'eau monte jusqu'à la hauteur de trois centimètres et s'abaisse ensuite insensiblement; on visite le mausolée élevé en 1854 à la mémoire de M. Jobez, père, ancien propriétaire de ce domaine, il est de style ogival et renferme un riche sarcophage. Au penchant de la montagne de Roussillon, deux blocs de rochers, semblent prêts à s'en détacher, on les nomme pierres ou rochers des sarrazins; comme les trois commères de Sirod, ils ont été l'objet d'un culte du temps des druides, ce qui confirme dans cette opinion, ce sont les traces d'un fossé qu'indiquent des travaux exécutés dans un temps immémorial. Je ne connais pas de promenade plus agréable que celle tracée par la nature dans la lisière du bois de Côte-poire, elle commence au bout du parc, attenant au château de M. Jobez.

En remontant la rive gauche de l'Ain par de belles allées et des sentiers sablés, entre-croisés sous un dôme de feuillage, vous arrivez à moitié chemin de la forge du bourg, à une source qui jaillit du rocher, elle tombe en filets cristallins dans un bassin naturel; assis sur des bancs champêtres, vous suivez du regard ses flots transparents qui coulent dans un lit de petits cailloux polis bordé de frais gazons; à quelques pas et en dehors de la lisière du bois, ces eaux limpides se mêlent à celles de la rivière d'Ain : vous quitterez avec regret ce site délicieux qui vous plonge dans une vague rêverie !

Inspiré par la poésie :
Que de fois assis sur tes bords,
Je te prenais pour Blandusie
Et t'adressais de doux accords;
Sous le feuillage qui te voile,
Horace eût rougi ton ruisseau
En t'offrant le sang d'un chevreau,
Et moi d'un flacon de l'étoile
J'ai mêlé la mousse à ton eau !

Vous restez sous l'impression d'un sentiment de douce quiétude et de mélancolie, lorsqu'au détour de la forêt vous en êtes tiré subitement par le bruit assourdissant d'une magnifique cascade, la plus belle des montagnes du Jura. Une épaisse fumée s'élève du toit de l'usine; de toutes parts on entend le bruit cadencé et monotone des lourds marteaux, en tombant sur les enclumes, ils font jaillir du fer incandescent des éclairs de feu qui traversent la profonde obscurité qui règne sous les voûtes de cette forge, ces éclairs embrasés se reflètent sur la figure noircie des ouvriers, dont le corps inondé de sueur est couvert d'une simple chemise ; leurs silhouettes fantasques se dessinent et s'agitent autour de ces foyers embrasés ; semblable à un ruisseau de flamme, la gueuse en sortant de ces fournaises ardentes, subit sous le marteau des forgerons toutes les formes et les métamorphoses en rapport avec les besoins des arts et ceux de l'industrie ; on croirait être transporté dans les souterrains de Lemnos, au milieu de la caverne des cyclopes. Ce sont les forges du bourg de Sirod, elles livrent au commerce les mêmes produits qu'on fabrique à l'usine de Syam, elles sont placées aux extrémités opposées de ce petit vallon, elles entretiennent à peu près 225 ouvriers. En traversant le pont qui fait communiquer les ateliers du bourg de Sirod à la maison de maître, la cascade formée par la rivière d'Ain, se développe précisément devant vous, semblable à une véritable cataracte.

La rivière encaissée dans les flancs de la montagne, s'en échappe en bondissant sur des bancs de calcaire horizontaux, disposés comme les degrés d'un vaste amphithéâtre, qu'elle couvre d'écume ; la chûte est de 25 mètres. Un fort courant d'air règne dans ces lieux ; il soulève une pluie fine semblable à un brouillard paré des couleurs scintillantes de l'arc-en-ciel ; elles oscillent gracieusement au-dessus de l'écume des flots.

Dans un temps auquel il est impossible de remonter, l'Ain coulait au fond d'une anfractuosité creusée au sommet de ces monts ; son cours fut intercepté et recouvert par la chûte d'un bloc énorme de rochers et le rapprochement de la base des montagnes de Château-Vilain et de Côte-Poire ; ce barrage força la rivière à s'engager dans un hiatus souterrain que cet éboulement laissait en se séparant du corps de la montagne, et l'eau se reproduisit au dehors par une large ouverture, comme la source puissante d'un fleuve. Une contemplation muette vous empêche de saisir dans ses détails l'aspect grandiose et varié de ce phénomène de la nature. Gravissez à droite de la cascade, un sentier pratiqué parmi les marnes fossilifères du kimméridien, il aboutit à une espèce de corniche qui surplombe et domine la chûte de cette masse énorme d'eau, qui se brise en glissant rapidement sur la pente inclinée et inégale du rocher. Une partie se déverse dans deux aqueducs en bois, soutenus à dix mètres au-dessus du lit de la rivière, ils ressemblent à deux grands bras, étendus jusqu'aux rouages de l'usine auxquels ils donnent une force motrice prodigieuse. Derrière les habitations on a profité de la manière la plus intelligente, des accidents du terrain pour établir sur le penchant d'une colline d'alluvion, un parterre émaillé de fleurs et une série de bosquets dans lesquels des sentiers viennent s'entrecroiser de même que dans les jardins anglais. Au centre d'un massif de cyprès et de sycomores s'élève une chapelle gothique en pierre blanche de Vergenne, la flèche découpée à jour comme une dentelle, se détache admirablement à travers le vert sombre des arbres. La maîtresse de ce domaine, femme pieuse et regrettée des pauvres ouvriers, avait posé peu de temps avant sa mort, la première pierre de cet édifice, comme si elle avait voulu s'en servir pour monter au ciel.

En s'élevant à Dieu cette mère chérie
A légué ses vertus à ses jeunes enfants,
Tel exhalé sur des boutons naissants
Monte au ciel le parfum d'une rose flétrie.

Deux chemins se présentent pour aller à Sirod, l'un le plus direct offre des contours trop rapides aux personnes en voiture ; nous le suivrons du côté opposé aux forges lorsque nous visiterons Château-Vilain ; par l'autre voie on passe sous les remparts noircis, de cette ancienne forteresse ; ils bordent la crête d'un escarpement à 200 mètres au-dessus de vos têtes et par une pente convenablement ménagée dans le revers occidental du mont, vous arrivez sous le tiers supérieur du sommet à l'entrée du tunnel de Chauffand : il est voûté à plein cintre en forme de berceau, la voûte taillée dans le calcaire portlandien, a 134 mètres de longueur, ce tunnel débouche de la manière la plus inattendue sur le vallon fertile de Sirod ; les pentes des montagnes qui le circonscrivent sont très-rapides et dénudées, mais une belle prairie et une riche végétation recouvrent le fond de ce bassin formé de galets et d'alluvions glaciaires ; il est occupé à son centre et dans toute sa largeur par le village de Sirod, il ressemble à une longue rue dont les maisons se groupent à la suite des unes et des autres à travers le feuillage des pommiers et des pruniers, seules essences d'arbres fruitiers auxquels ce climat est favorable. Après avoir coulé au nord de ce val sur des bancs de rochers, le lit de la rivière s'élargit et s'abaisse tout-à-coup et donne lieu à une belle cascade de 8 mètres de chûte ; un courant qui s'en détache met en mouvement des scies à mécanique et un moulin à plusieurs meules, il produit un très-bel effet dans ce vallon, plus bas ce paysage augmente d'intérêt par le passage de la route sur une scissure étroite de rochers dans laquelle l'Ain s'encaisse profondément, ainsi que par une série de petites usines placées sur le cours anfractueux de cette rivière ; elles offrent à l'étranger qui monte par la vieille route de Champagnole. au bourg de Sirod, un aspect très-animé et pittoresque ; ce petit village composé de quelques misérables cabanes habitées par de pauvres ouvriers de la forge, était clos de murs et défendu par un précipice affreux au fond duquel se contournent en bouillonnant les flots de la rivière d'Ain resserrés dans une crevasse de la montagne ; il ne faut s'approcher du bord qu'avec beaucoup de précaution, dans la crainte d'éprouver un vertige. Ce village avait à chacune de ses extrémités une porte munie d'un pont-levis armé de herse et de machicoulis ; celle qui s'ouvrait sur le bourg dessous était pratiquée dans une entaille du rocher qui ne permettait de passage qu'à une voiture, elle fermait au nord l'entrée de ce village ; au-dessus de cette porte qui n'existe plus on lisait il y a quelques années ce distique latin :

1616. *Rident vicini glebas et Saxa morentem :*
Quodque fuit rupes, arx sit amœna simul.

On donnait autrefois le nom de bourg à la moindre agglomération de maisons, si elle avait une porte et des remparts ; celui-ci fût appelé Richebourg, les temps ont bien changé la valeur de cette dénomination féodale, il en est de même du nom de Félix que porte un malheureux. Un chemin conduit par un long détour de la partie haute du village, à Château-Vilain, *Castellum Villanum in jura ;* d'abord avant d'y arriver, on observe une avancée en forme de carré long dont le front et les côtés offrent les restes de murs en grosse maçonnerie, deux tours carrées défendaient l'entrée du château : la principale, celle du centre, plus forte et plus élevée, avait deux portes l'une sur l'autre et un pont-levis ; ses murs épais sont percés de meurtrières, où l'on plaçait des gros fusils de remparts ; au nord des cazemates se prolongent sous les murs des remparts, ouverts par cinq embrasures destinées à recevoir des pièces de canon. Au septentrion est une poterne pour opérer une sortie contre les assiègeants, qui ne pouvaient arriver que par ce côté et celui du midi, à l'exception de ces deux endroits, des précipices affreux formés par des rochers redressés verticalement, défendaient l'approche des ennemis ; ainsi les points susceptibles d'être attaqués avaient-ils été fortifiés avec le plus grand soin. Le mur d'enceinte flanqué de tourelles de distance en distance complètait le système de défense. Au moment de sa destruction en 1804, ce château offrait l'image fidèle d'une place de guerre du moyen âge. L'intérieur de l'enceinte présentait trois objets curieux ; une prison privée de lumière, où l'air ne pouvait pénétrer. qu'à travers une triple porte ; le puits de près de trois mètres de profondeur, était plein d'eau qui ne tarrissait jamais, c'était sans doute l'embouchure d'un de ces syphons naturels, comme celui de la source de Montrivel ; dans ia tour centrale était l'appartement de la Chatelaine et celui des jeunes demoiselles, il communiquait par un petit escalier à deux chambres dont les fenêtres étaient soigneusement grillées.

L'historique de cette baronie prend date au commencement du Xme siècle, de même que Bracon et le val de Mièges, elle faisait partie de la grande charte de concessions du roi Sigismond aux religieux d'Agaune. Le prieur de cette abbaye inféoda à Albéric comte de Mâcon les terres qu'il possédait dans le comté de Warasque et de Scodingue, parmi lesquelles se trouvaient les domaines qui par la suite dépendirent de Château-Vilain et furent un démembrement de la seigneurie de Salins, Nicolette, fille de Humbert IV sire de Salins épousa Simon de Commercy, la maison qui porte ce nom posséda jusqu'au XIVme siècle Mont-Rivel et Château-Vilain ; cette forteresse fut construite au XIIe siècle, on y comptait deux maisons fortes ; l'une appartenait primitivement à Jean de Poupet et l'autre à Adrien de Joux. Cette propriété passa ensuite aux seigneurs de Bauffremont ; ceux-ci l'aliénèrent à la famille de Watteville qui en devint l'unique et seule propriétaire. Ce donjon fut vendu en 1789 comme propriété nationale ; c'est avec ses débris que son acquéreur M. Boutaud maître des forges du bourg fit reconstruire sur un plan plus vaste cette usine incendiée en 1804.

La tradition locale qui se perpétue parmi les vieillards de Sirod, rapporte qu'au commencement du XVIIIe siècle, les seigneurs de Château-Vilain avaient fixé leur résidence dans cette forteresse, conservée intacte à cause des égards que Louis XIV devait au prince de Watteville qui lui avait livré la Franche-Comté ; il parait que pour prix de sa trahison, ce grand seigneur féodal, habitué à mener la vie la plus licencieuse, pouvait braver les lois de la morale et celles de la justice. Du haut de ce donjon, comme d'un nid de vautour perché au-dessus des rochers, des émissaires chargés d'enlever les jeunes filles, au milieu des travaux des champs, les emportaient comme des oiseaux de proie et les jetaient palpitantes de frayeur entre les bras de ces tyranneaux qui les sacrifiaient brutalement à leurs passions infâmes. L'épouvante était si grande, que les pères de famille faisaient coucher à côté d'eux leurs jeunes filles pendant la nuit. Celles qui disparaissaient du pays, ne revoyaient plus le toit paternel.

Lors de la démolition complète de ce château en 1808 et 1810, on a retrouvé des squelettes et des ossements de femmes dans les cazemates et les chambres dites des jeunes demoiselles...?

Prends bien garde jeune fille
Qui passe d'un pas agile
En effleurant le gazon,
D'attirer de Watteville
Les regards par tes chansons;
Près du foyer de ton père
Cache-toi jeune bergère,
Car du sommet de la tour
Comme un horrible vautour,
Il peut fondre et dans son aire
T'immoler à son amour.

En descendant le chemin qui contourne la base méridionale du mont de Château-Vilain pour aller à Sirod, on rencontre une chapelle castrale ombragée par deux superbes tilleuls, elle est en grande vénération dans le pays; cette station pieuse, fait diversion à l'impression pénible que laisse le sombre aspect des ruines de Château-Vilain, sur lesquelles plane le souvenir odieux de Watteville, horresco referens...!

Quand le vent brulant de l'orage
S'élève dans l'adversité;
Avec la fraicheur de l'ombrage,

La paix descend sous ce feuillage
Et calme le cœur agité.
Tu viens, ô Vierge chérie
Secourir dans l'abandon,
Le malheureux qui te prie
En invoquant ton saint nom.
L'âme par les maux flétrie
Retrouve aux pieds de Marie
L'espérance et le pardon.
Dans les buis, cette chapelle
Des pâtres reçoit le vœu.
Le repentir prend une aile,
C'est un degré de l'échelle
Qui nous rapproche de Dieu.

On dit que le seigneur Chatelain fit construire cet oratoire consacré à la sainte Vierge en mémoire des grands dangers auxquels il avait échappé sur la mer; d'autres affirment avoir vu pendant la nuit la dame de ce puissant seigneur, traverser les airs, sur un char attelé de chevaux blancs, pour venir accomplir le vœu de son époux mort dans une croisade. Cette dernière croyance est si vivace au village du bourg dessus, que le maire de cette commune, disait très-sérieusement il y a peu de temps, à un de mes amis, qu'il avait été témoin de ce voyage aérien, dans une nuit de Noël, seule époque de l'année ou ce phénomène se fait remarquer, dit-on. Cette tradition ne m'étonne pas dans un pays, où trois grands monolithes appelés les commères sont considérés par les archéologues comme l'objet de l'adoration des peuples primitifs ; nous aurons bientôt l'occasion d'en parler au point de vue de la géologie. Une place leur est réservée parmi les curiosités et les monuments qui attirent l'attention des étrangers dans le vallon de Sirod, à ce sujet je dois citer en première ligne l'ancienne église prieurale de ce village. Sa fondation se rattache à celle d'un prieuré de l'ordre des bénédictins, elle date du VIme siècle. A cette époque l'abbaye de Saint-Oyan, succursale de celle d'Agaune envoya à (Sirod, Syrodum, Cirodz danus, fleuve rapide, rhodanus, cridanus), une colonie de moines, ainsi qu'à Mièges ; elles participèrent aux bénéfices que Sigismond, roi de Bourgogne affecta pour la célébration des services religieux ; ils furent confirmés par le diplôme de concessions de terres de l'empereur Lothaire en 852 et celui de Frédéric Barberousse, 1184 ; ces deux monastères, premiers foyers de civilisation chrétienne furent à la fois un centre religieux et agricole. Ces moines envoyés pour défricher le sol de ces immenses solitudes et y porter les lumières du christianisme, abattirent les forêts et tous les objets consacrés par le druidisme, et plantèrent la croix dans les sillons qu'ils ouvraient avec le soc de la charrue, *cruce et aratro*. Autour de leur oratoire se groupaient les chaumières des paysans qui se livraient aux rudes travaux de défrichement et vivaient du produit de leur culture ; l'accroissement du nombre des religieux, les obligea de construire un prieuré et ensuite un sanctuaire qui devint l'église mère de tout le pays, on y venait de loin à la célébration des offices et pour assister en commun aux enseignements évangéliques. La maison prieurale située au sud de l'église n'en était séparée que par une cour close de murs et flanquée d'une grosse tour carrée, elle a été incendiée au XVIIe siècle par les troupes de Weimar ; ces bâtiments ont été démolis depuis la révolution de 89. La chapelle du prieuré ne pouvant plus suffire pour contenir les fidèles qui se pressaient aux cérémonies du culte ; à côté de cette communauté, on éleva l'église prieurale et paroissiale au commencement du XIIe siècle ; elle fût bâtie comme tous les anciens monuments religieux de ces montagnes avec le calcaire jaune du néocomien de la carrière de Lent : cette église dédiée à St-Etienne 1er martyr, est orientée, se compose d'un porche qui repose sur des piliers cylindriques, il s'étend sur toute la largeur de la façade ; le clocher au-dessus des combles surmonte la travée supérieure de la nef contigue au chœur, il est percé de belles fenêtres ogivales ; au-dessus du clocher s'élève une flèche très-élancée mais étranglée à sa naissance ; des nervures se ramifient sous la voûte, les points où elles retombent sur les piliers sont décorés de personnages emblématiques, les uns paraissent jouir des béatitudes éternelles, d'autres qui ont persécuté la religion sont représentés par des figures grimaçantes, dont les traits bouleversés sont contractés par la souffrance, les uns et les autres reçoivent la récompense ou subissent le châtiment que leur réserve le jugement de Dieu. L'église contient six chapelles et dix autels ; les piliers, les arcs doubleaux qui sont sous le clocher sont du style ogival primaire usité au XIIIe siècle ; le porche, le sanctuaire, le chœur, plusieurs chapelles sont de la dernière période du style ogival et de la renaissance ; les fenêtres ont été garnies récemment de verrières de couleurs représentant plusieurs sujets empruntés au nouveau testament. Cet édifice est empreint d'un caractère profondément religieux ; les tombeaux, les tableaux, les nombreuses statues et statuettes qui le décorent constituent un véritable cours de thiodicée du moyen âge. Les amateurs font grand cas d'un tableau placé derrière le maître autel ; cette toile de grande dimension représente le martyr de Saint-Etienne, patron de cette paroisse ; sur la fin du XVIIe siècle il fut acheté à Rome, mille écus, par les seigneurs de Watteville, somme considérable pour le temps. Dans une chapelle latérale est un autre tableau, heureuse copie de Rubens, c'est la mort de la sainte Vierge ; ceux qui ont visité le muséum de Paris sont tentés de le confondre avec l'original. A côté une cène sur bois est digne de fixer l'attention, ainsi que le souper chez le lépreux, et le tableau de Marthe, Marie et Lazare recevant Jésus. Sur une petite esplanade, derrière l'église, est assis le château gothique de Montrichard, il est de forme carrée avec une bonne tour à chaque angle ; il était ceint d'un fossé qui a été nivelé, c'est un ancien fief des barons de Château-Vilain, il fut cédé aux seigneurs de Montrichard en récompense de bons services rendus dans les guerres. Ce manoir est parfaitement conservé et sert d'habitation à la famille du Dr Jacques, actuellement médecin à Besançon.

Dans le moyen âge les hauts barons construisaient des châteaux forts dans le voisinage des prieurés pour les protéger contre le pillage et l'incendie. Avant de partir pour Nozeroy éloigné de six kilomètres de Sirod, vous irez diner à l'hôtel Donnet, le seul qui existe dans le village ; d'excellentes truites, de bonnes écrevisses prises dans la rivière d'Ain, du gibier tué dans le pays, vous engageraient à vous mettre à table, si vous n'y étiez déjà pas convié par l'appétit que donnent les courses dans la montagne et l'air pur qu'on y respire. Après avoir admiré les ouvrages de l'art, vous serez émerveillés par la vue des grands phénomènes de la nature qui se trouvent sur votre route, avant d'arriver à la source de l'Ain ; vous passez près de la chapelle de Notre-Dame-du-Pont ; il était autrefois d'un usage presque général d'ériger une chapelle à l'entrée des ponts, on en voit encore plusieurs exemples.

Celle-ci en dehors du village et sur la rive gauche de l'Ain, se compose d'un porche et d'une nef voûtée, la madone qu'elle renferme est surtout implorée par les femmes enceintes, pour obtenir une heureuse délivrance.

On passe sur ce pont pour monter à Lent, ce village couronne la cime des monts et les assises du néocomien supérieur ; non loin et au-dessus des trois commères qui appartiennent à cette formation, il existe une faille entre ce terrain crétacé et le portlandien du tunnel de Chauffand ; sur les tranches dénudées et relevées verticalement de ce calcaire, se dressent les remparts de Château-Vilain. Ces couches de Portlandien se prolongeaient sans interruption avec celles de Côte-Poire ; les plans diversement inclinés et bouleversés de Château-Vilain annoncent le voisinage de la faille et l'action puissante et tumultueuse des ondes comprimées du côté de l'orient ; elles s'ouvrirent une issue au sud-ouest et rompirent le col qui unissait ces deux montagnes, c'est par cette ouverture étroite et sauvage que les eaux d'immersion des bassins de Mièges et de Sirod s'écoulèrent dans le val de Siam. Les commères sont un monument fantastique qui vient encore avec la hauteur qu'atteignirent les alluvions, attester le séjour des eaux dans le fiord de Sirod. Avec des notions géologiques on se rend compte de la formation de ces monolithes ; ils ne formaient qu'une masse compacte avec le banc de néocomien supérieur de la montagne de Lent rivage de la mer glaciaire, la base marneuse de ce calcaire offrit moins de résistance à l'action longtemps continuée des flots, elle se détacha et glissa sur la pente du mont ; les courants et les érosions aqueuses en isolèrent une partie qui reste debout et sur place. L'imagination des peuples primitifs avide du merveilleux trouva à ces monolithes de la ressemblance avec la forme humaine, sur leurs sommets une espèce de chapiteau les fit comparer à des statues gigantesques de femmes recouvertes d'un chapeau et condamnées à causer éternellement ensemble ; elles furent adorées comme les pierres lithes et firent partie dans ces montagnes du culte des Druides.

Depuis la cascade du moulin de Sirod jusqu'à celle des chaudières, le paysage perd de son caractère sévère et sauvage ; l'Ain coule lentement au milieu des prairies, il prend un aspect plus gracieux en remontant son cours jusqu'à la source de la papeterie. Elle est au bas du village de Comte que traverse le chemin de Sirod à Nozeroy. Sa forme est celle d'un cône renversé dont la base a 22 mètres de diamètre, elle présente un octogone et ses margelles en belle pierre de taille sont placées sur pilotis. L'eau s'élance verticalement en tout temps avec une égale abondance. Ce puits creusé naturellement donne environ par seconde dix huit pieds cubes d'une eau très-vive, qui ne gèle jamais quoique dans un pays où les hivers sont fort longs et très-rigoureux ; elle forme à la surface une succession de bouillons semblables à ceux de l'eau en ébullition dans une vaste chaudière. Le cours uniforme et abondant de cette source prouve non seulement qu'elle est alimentée par un réservoir immense et inépuisable comme serait un lac, mais encore que le canal souterrain par lequel cette eau se rend à l'ouverture du puits est d'une capacité toujours égale et bien solide dans toute son étendue ; voilà pourquoi cette source fournit toujours la même quantité d'eau ; comme son jet fait continuellement le même effort pour remonter par l'ouverture conique d'où on la voit sortir, on doit admettre qu'elle descend d'une certaine hauteur toujours constante, il est vrai qu'on ne sait pas jusqu'à quel point elle s'élèverait, si l'ouverture était exhaussée et les bords du puits resserrés. Cette belle source qui n'a que 20 pieds au-dessus du niveau de l'Ain, ne sort qu'à 100 pas de son lit où ses flots vont se confondre avec ceux de cette rivière ; elle se troubla seulement pendant 12 heures, trois jours après le tremblement de terre de Lisbonne, en 1755. Ces eaux sont assez abondantes pour former immédiatement un courant rapide en sortant de la source et servir de moteur à une usine considérable placée sur ses bords. Comme le niveau de ce bassin ne s'abaisse pas dans les plus grandes sécheresses, elle a été considérée comme la source de l'Ain qui tarit entièrement sous le règne des chaleurs estivales. « L'historien Gollut dit, en » parlant de cette source remarquable qu'elle est » tellement profonde qu'on ne pourrait la sonder ; » elle est de telle vivacité que, à quelques pas, elle » fait tourner les moles de la papeterie voisine. Ce » qui m'a fait penser qu'ici on trouverait plutôt la » source de l'Ain qu'en autre lieu. » Elle a 10 mètres de profondeur. Ce canal souterrain, traverse avant son émergence les bancs puissants du portlandien, étendus horizontalement près du bord de la rivière, ils lui servent de rivage infranchissable contre les débordements. Au-dessous, une multitude de filets d'eau d'une extrême limpidité, sourdent entre des touffes épaisses de cresson, ils se perdent dans la rivière d'Ain, que des ilots couverts d'oseraies, divisent en plusieurs courants. L'industrie a mis à profit les barrages naturels et les chûtes d'eau, pour créer ce grand nombre d'établissements métallurgiques, de scies mécaniques, de moulins échelonnés sur le cours supérieur très-accidenté de cette rivière. Le moulin des chaudières commence cette série d'usines, il n'offre rien de remarquable, si ce n'est le site sauvage et pittoresque dans lequel il est placé et les excavations profondes creusées dans le roc poli, par le contournement des flots dans ces cavités ; d'où lui vient le nom de moulin des chaudières.

Conte-Confluent : Ce village au milieu duquel vous passez est bâti sur la pente méridionale d'une colline surmontée d'un rideau de sapins. Cette ride transversale s'étend de la source de l'Ain jusqu'au contour que fait cette rivière pour se rendre du val de Mièges dans celui de Sirod, au fond des précipices les plus affreux. Vous rejoignez le chemin de grande communication du village des Planches à Nozeroy, au point culminant de cette colline qui surplombe la source de cette rivière ; vous découvrez d'abord à l'horizon les débris d'une tour du château de Nozeroy, elle ressemble dans le lointain à un obélisque élevé sur un monticule isolé qui lui sert d'immense piédestal. Le bruit sourd d'un cours d'eau qui gronde sous vos pieds vous invite à faire quelques pas, toutefois en vous approchant avec prudence des bords de l'abime ; votre regard plonge verticalement à 200 mètres de profondeur au bas d'une déhiscence du mont, en forme d'anse, elle est tapissée d'arbustes sauvages et sillonnée par des ravins, sous une banquette de calcaire compacte, vous voyez la rivière d'Ain sourdre à gros bouillons de l'ouverture d'une caverne souterraine et s'épancher comme de son trop plein d'un bassin circulaire dans un lit bordé de bouleaux et de trembles, pour couler du sud au nord à travers des fragments mousseux de rochers. Après avoir reçu les eaux de la Serpentine et de la source de Bellefontaine, la rivière fait un coude, prend la direction de l'est à l'ouest et s'encaisse dans les rochers de la base des monts de Conte et de Doye.

L'heure est trop avancée pour la suivre au fond de cette anfractuosité, nous devons nous borner maintenant à jouir de cette perspective rétrécie par l'encadrement des montagnes. Après avoir descendu une pente composée de sables et de galets provenant de l'érosion des parties supérieures, vous laissez derrière vous l'échancrure dans laquelle s'enfonce le moulin du Saut, par laquelle s'échappent les eaux du bassin de la Serpentine ; déjà l'ombre des saules s'allonge sur le cours sinueux de cette rivière, hâtez-vous d'arriver à Nozeroy, terme de votre excursion, par un chemin pratiqué dans le flanc nord de la colline sur laquelle cette petite ville a été construite ; vous trouverez à l'hôtel Bazinet de même qu'à Sirod, les produits de la chasse et de la pêche dans le pays, des aliments confortables, un repos indispensable pour restaurer vos forces et faire oublier les fatigues de cette journée ; demain, votre âme s'ouvrira aux impressions les plus émouvantes et les plus variées à l'aspect d'une nature sévère et grandiose, d'autant plus belle dans ses horreurs, qu'elle forme un contraste saisissant à côté des sites frais et gracieux de la vallée.

Le canton de Nozeroy ou val de Mièges, mi-Joux, au milieu des Joux, est renfermé entre la haute et basse Joux ; bifurcation de la 3e chaîne du Jura, élévation au-dessus de la mer 740 mètres. Cette région des arbres résineux représente assez bien un bassin circulaire en forme d'amphithéâtre exhaussé vers le centre. Les hauteurs qui règnent à la circonférence sont couronnées par de nombreux villages, derrière lesquels la plus belle forêt de sapins du Jura étend au nord et aux limites de l'horizon, son voile d'un vert sombre, comme l'ombre dans le fond d'un tableau. Les pentes qui s'abaissent sensiblement sont traversées dans le sens de leur inclinaison par de petits vallons d'érosion ; ils s'élargissent pour n'en plus former qu'un seul, au centre duquel s'élève sur le replat d'une colline, la ville de Nozeroy, avec sa ceinture de remparts féodaux et de jardins en terrasse. La base de ce monticule néocomien est baignée au nord par la Serpentine et du côté opposé par le Serpentin, ruisseau qui vient de la gorge d'Essavilly; leurs eaux se confondent au bas des murs écroulés de l'ancien parc du château de Nozeroy; après avoir tracé mille replis tortueux dans la prairie qui firent donner à cette rivière le nom de Serpentine, elle arrive à 2 kilomètres de la ville, au bord d'un rocher horizontal, coupé verticalement, d'où elle se précipite au fond d'un abime et court se jeter dans l'Ain près de sa source. Cette magnifique cascade active les turbines du moulin du Saut dont elle porte le nom. C'est précisément dans ces mêmes lieux que nous avons terminé hier soir notre longue excursion et qu'il convient de la reprendre, pendant que nous sommes encore sous l'impression des grandes images que cette perspective a laissées dans notre esprit. Depuis l'habitation du meunier, creusée dans le roc et sur le bord de la cascade, vous ne découvrez qu'une masse d'eau qui tombe en nappe au fond d'une anfractuosité de la montagne, sa configuration anguleuse vous dérobe une partie de la chûte et de son cours irrégulier à travers des blocs de calcaire entassés au bas de ce précipice affreux; tous ces objets se présentent d'une manière confuse et incomplète, pour en saisir l'ensemble il faut descendre un sentier pierreux tracé dans l'escarpement de la gorge, il aboutit à un terrain égal couvert d'une pelouse fine; depuis cette position nous voyons la Serpentine se précipiter en masse à 30 mètres de profondeur d'un banc de rocher en forme de fer à cheval, il s'étend comme un trait d'union entre les abruptes des deux montagnes ; l'oseraie et le feuillage du bouleau s'enlacent sur le cours tumultueux de la rivière qui se fraye un passage à travers des fragments de roches ; ces massifs d'arbustes couvrent d'un voile mobile la partie inférieure de la cascade : on croirait que le moulin accroché dans une niche, au bord du rocher, est suspendu sur votre tête. Le courant qui active les rouages du moulin, s'encaisse dans un conduit en bois, il descend avec la rapidité de l'éclair au bas de l'abime, et rejaillit en gouttelettes scintillantes sur le gazon que vous foulez sous vos pieds. Près de vous glisse en s'éparpillant sur un banc de roche légèrement inclinée, les filets argentés d'une eau écumeuse, on est tenté de voir dans ce phénomène la naïade éplorée, les cheveux épars, penchée sur son urne inclinée, elle exhale ses regrets de quitter les prés chéris du val de Mièges qu'elle embrasse avec amour et quitte à regret : combien de fois je suis venu m'asseoir sur ce même gazon et comme la naïade de la Serpentine, j'aurais voulu ressaisir les fleurs de mes jeunes années entraînées par le courant orageux de la vie.

La Serpentine au milieu de la plaine,
Coule en formant cent replis tortueux ;
Elle voudrait dans sa course incertaine

Ne plus quitter les fleurs de ces beaux lieux,
A regret fugitive
L'onde baise la rive
En lui murmurant ses adieux.
Moi, sans regret, je puis quitter la vie
Jamais des fleurs n'en semèrent le cours,
Jeune, déjà victime de l'envie
Devait l'être encore des amours.

Le paysage gracieux de Bellefontaine semble avoir été placé entre la cascade du moulin du Saut et celle des Mailly, pour reposer les regards fatigués par le spectacle de ces grands bouleversements de la nature. L'âme agitée emprunte son calme à tout ce qui nous environne. Le petit moulin de Bellefontaine est situé dans un coin de verdure arrosée par une source aux flots limpides, elle cache son cours de 5 minutes sous les parasols du grand pas d'âne et disparait dans les flots de l'Ain, non loin de sa source. Un verger étend son feuillage jusqu'au seuil du moulin; sous la fenêtre de l'humble habitation du meunier, vous remarquerez un puits semblable à celui de la papeterie de Sirod, mais dont le volume d'eau est beaucoup moins considérable; des terrains gazonnés exhaussent son ouverture en forme d'entonnoir; l'onde pure qu'elle verse dans un canal pratiqué dans le roc, suffit pour alimenter cette petite usine, avec un faible courant détourné du lit de la Serpentine que vous traversez sur une planche. Cet obstacle étant franchi, vous arrivez au confluent de cette rivière avec l'Ain, à l'endroit où il dessine un coude et prend la direction de l'est à l'ouest, il s'engage dans une anfractuosité abrupte et sauvage des montagnes de Comte et de Doye, dont les bases se rapprochent au point de ne laisser à ce cours d'eau impétueux qu'un étroit passage, à travers les plus affreux précipices. D'abord son lit plus étroit s'encaisse au fond d'une lésine du rocher portlandien qui sert de lit à la rivière, elle bouillonne en se contournant dans les cavités de ce calcaire qu'elle a polies par ses frottements, à quelques pas plus bas, ce banc de rochers s'abaisse brusquement, il présente sur un côté, une coupure verticale semblable à deux murs latéraux, entre lesquels ce torrent s'engouffre et bondit en soulevant les rameaux de bouleau étendus sur ses flots ; ils glissent comme un ruisseau d'écume dans un couloir rapidement incliné et se réunissent à 20 mètres plus bas, au fond d'un abime à l'eau qui tombe en nappe du haut de cette cascade, pour former un bassin circulaire d'une belle eau d'une teinte verdâtre, dont le pivert de son aile azurée, rase en sifflant la surface légèrement ondulée. Debout sur le rocher qui surplombe ce petit lac encadré dans une bordure de bouleaux et de trembles, ne vous attendez pas à voir aux rayons du soleil, l'écume des flots jeter des étincelles de rubis ; jamais cet astre n'a visité les profondes anfractuosités de ces montagnes dont les abruptes élevés à 200 mètres, se touchent à leur base et ne vous laissent appercevoir qu'un coin de l'azur du ciel au-dessus de la sombre chevelure des sapins que le vent balance sur les sommets. Toutes les voix humaines se taisent à l'aspect de cette nature sévère, belle dans ses horreurs ; le bruit sourd de l'eau qui se brise dans les rochers, un sentiment de notre faiblesse devant le spectacle sublime et grandiose, nous empêchent de communiquer nos émotions et voilent notre parole.

Le coup d'œil que nous avons jeté sur la source de l'Ain depuis le haut sommet du mont qui la domine, n'a fait que de rendre plus vif le désir de la visiter ; de ce point de départ, elle n'est plus qu'à la distance d'un kilomètre ; en remontant la rive droite de la rivière, on découvre au bas d'une anse de la montagne peuplée d'aliziers, d'aulnes et de trembles, végétation arborescente des terrains hydroscopiques, un beau bassin de roche vive, de 8 mètres de circonférence, duquel s'écoule avec calme les belles eaux de l'Ain. A l'époque des grandes sécheresses on peut descendre dans ce bassin à 30 mètres de profondeur sur un plan incliné de graviers et de petits cailloux roulés de quartz ; sous d'énormes rochers on aperçoit une fissure perpendiculaire, dont les bords polis se touchent au sommet et descendent des deux côtés en s'écartant, de manière à offrir l'aspect d'un portique singulier orné de belles stalactites qui en composent les colonnades ; par cette entrée on pénètre dans le sein de la montagne et dans une vaste salle qui a la figure d'un carré long : un bassin rempli d'eau vous empêche de poursuivre votre excursion souterraine.

D'où viennent les eaux de la source de l'Ain ? une partie descend probablement du lac de Joux, dans la 4e vallée longitudinale du mont Jura ; cette assertion s'applique particulièrement à la source de la papeterie, on ne craint pas d'assurer avec non moins de certitude qu'elles proviennent en grande partie des pluies et des neiges qui tombent sur l'amphithéâtre des montagnes supérieures. Cette forme orographique du sol, dirige les eaux pluviales vers la source de l'Ain ; en effet le lit de cette rivière étant à sec, une pluie orageuse vient-elle à fondre sur les plateaux de la 3e et 4e chaînes de ces monts, un bruit sourd et lointain, comme celui du tonnerre, retentit dans les flancs de la montagne qui vomit tout-à-coup avec fracas par l'ouverture de la source de l'Ain un fleuve débordé, et là, cependant le ciel est sans nuage ; le voyageur croyait pour abréger son chemin dans la direction de Sirod, traverser la rivière en passant sur les grosses pierres couvertes de mousse, éparses sur son lit ; étonné de ce phénomène inattendu, il se demande avec quelle rapidité les eaux pluviales absorbées par la terre, s'infiltrent dans les interstices des bancs calcaires et se reproduisent au dehors, sous le magnifique portique de cette source. De retour au moulin de Bellefontaine, on éprouve de nouveau un sentiment de bien être et de calme inspiré par ce site paisible, où vient expirer le bruit des torrents et des cascades ; celle du Saut est à peu de distance sur la hauteur, elle présentait autrefois un aspect beaucoup plus pittoresque ; la même chûte d'eau mettait en activité les meules de sept moulins placés en amphithéâtre les uns au-dessus des autres. Ce système d'hydraulique très-dispendieux avait l'inconvénient grave d'exposer le meunier à un chômage prolongé à cause des glaces qui enchaînent les rouages pendant les longs hivers de cette haute région des montagnes ; il a été remplacé par l'établissement de turbines qui augmentent la puissance motrice de l'eau. Un revêtement en planche protège contre la congélation la seule roue qui suffit au roulement de cette usine, elle est encaissée dans le rocher ainsi que la partie inférieure de l'établissement.

L'heure du repas nous rappelle à notre hôtel, pendant que nous sommes sur les lieux, profitons de ce moment consacré au repos et à la conversation pour reconstruire dans notre esprit, l'ancien édifice du château de Nozeroy, il a laissé dans ses ruines des souvenirs historiques qui pourront vous intéresser.

Au commencement du XIIIe siècle, Jean de Châlons, surnommé le Sage, le construisit à l'extrémité occidentale et sur le replat de cette colline ; sa forme est celle d'un triangle isocèle environné de toute part par des abruptes, excepté à l'est où existait auparavant une maison de chasse des comtes de Bourgogne. Par son étendue, ses moyens de défense et sa position isolée, ce château passait pour le plus considérable et le mieux fortifié de la province du temps de la féodalité ; il était de forme quadrangulaire flanqué de quatre grosses tours, liées par quatre moindres dans leurs angles intérieurs, des escaliers en spirale étaient éclairés par de petites fenêtres ; la tour la plus élevée s'appelait Tour-de-Plomb, des lamelles de ce métal lui servaient de toiture. Le château n'avait qu'un seul étage, auquel il faut ajouter, le rez-de-chaussée et les mansardes ; la chapelle magnifiquement décorée occupait tout le corps de logis ; les chambres communiquaient les unes aux autres par des portes, les étages par des tours et leurs escaliers en viorbe ; aucun ordre d'architecture n'était observé dans l'édifice. Le château avait un pont levis entouré d'un large fossé ; trois bons remparts qui subsistent en partie, s'élevaient à 7 mètres les uns au-dessus des autres et défendaient l'approche du château du côté du couchant ; au dehors régnait une enceinte crénelée, séparée par un fossé des remparts, ils étaient flanqués de distance en distance de tours qui se reliaient au système de fortification du château. Dans son intérieur une vaste cour réservée pour la lice, servit de champ clos aux preux chevaliers qui luttèrent dans le tournoi donné en 1519 par Philibert de Châlons ; au fond de cette cour, un beau porche communiquait avec les jardins, les viviers et le parc peuplé de gibier ; il était environné de murs et s'étendait au couchant. Trois portes donnaient accès dans l'intérieur du bourg, celle du Nod ou du nord, actuellement près du collège ecclésiastique ; la poterne au sud et la porte de l'horloge. Cette tour carrée placée entre le faubourg et la ville s'appelait indistinctement Turris horologii et propugnaculum, parce-qu'elle renfermait l'horloge de Nozeroy dont elle défendait l'entrée ; sa forme est carrée, on voit sur une de ses faces la trace des flammes, de l'incendie de 1815, qui détruisit une grande partie de cette ville, au moment de la seconde invasion du sol de la France par la coalition. Cette tour, principale entrée de Nozeroy, est entièrement conservée et se dresse à une très-grande élévation en face de votre hôtel. Les deux autres comme celle-ci avaient un pont-levis, de larges fossés creusés au pied des remparts ; ils ont été comblés, sur leur emplacement une promenade des plus agréables fait le tour de la ville ; cette allée bordée de frênes et de sorbiers des oiseaux domine la vallée et les méandres des deux rivières qui baignent le pied de la colline de Nozeroy. Au couchant, un bouquet de sapins de la forêt de Comte se détache de la perspective, il indique la source de l'Ain. A l'orient, un ermitage très-vénéré est posé sur un monticule d'alluvion près de l'église de Mièges ; la plate-forme quadrangulaire du clocher de cette ancienne basilique de nos montagnes, grandit comme un géant au-dessus du feuillage des frênes du cimetière et de Chamars, le massif du calvaire en cache la base. Au côté opposé, le serpentin réveille le tic-tac du petit moulin de la Septière, dont le bruit monotone monte jusqu'à vous. A Trébief, village assis sur les dernières ondulations de la Haute-Joux, des antiquités et des médailles romaines ont été exhumées du sol, l'ouverture de trois tumulus a restitué à la lumière une grande quantité d'ossements humains ; peut-être appartenaient-ils aux victimes de la peste de 1639, qui avaient des loges dans les alluvions de cette localité.

Sur ce même territoire, à quelques pas du champ de bataille et de la planche de pierre qui sert de pont pour passer le serpentin, on rencontre au bas d'un coteau, une place carrée de 34 mètres sur chaque face, entourée d'un fossé rempli des eaux d'un ruisseau qui prend sa source aux environs de Trébief; au-dessus le sol légèrement relevé, servait de siège aux juges du pas d'armes que Philibert de Châlons donna en 1520, un an après le célèbre tournoi, qui eût lieu dans l'enceinte de son château de Nozeroy. Un soir assis sur une pierre détachée du sommet de la tour, j'ai évoqué le souvenir de cette brillante fête d'armes dont il me reste une image inachevée ; une autre fois j'ai cru assister dans cè palais, à l'entrevue d'Yolande de Savoie avec Charles le Téméraire après la bataille de Grandson ; je vais essayer de vous transmettre les impressions que ces deux événements laissèrent dans mon esprit.

Des vieux châteaux, sur les collines
J'aime à suivre, dans les ruines ;
Les sentiers à peine frayés.
Dois-je proférer une plainte

Quand des palais l'auguste enceinte
Se réduit en poudre à mes pieds ;
Le vent qui couvre la bruyère,
La nuit, dans les feuilles de lierre
Pousse des gémissements sourds,
Des barons parmi les décombres
On croirait entendre les ombres
Soupirer au sommet des tours.
Souvent l'illusion rappelle
Du passer l'image fidèle,
Au bas des murs de Nozeroy
Flottent les écharpes de soie,
Et le panache se déploie
Sur les cimiers, dans un tournoi.
Porté sur une aile inconnue
Et des cieux nouveau citoyen,
Je vois sur les bords de la nue
Les tours d'un palais aérien.
Ce n'est point d'une enchanteresse
Les frivoles illusions.
Le pont-levis s'ébranle, on le jette, il s'abaisse ;
La porte tourne et s'ouvre en criant sur ses gonds,
A travers la vapeur épandue en nuage,
La lance des guerriers, brille comme un éclair ;
La porte s'ouvre et la garde au passage
Suspend la herse aux dents de fer.
La foule des héros accourt à la barrière
Qui s'ouvre au bruit de vingt clairons.
Héraut d'armes s'écrie : « aux belles actions,

« Votre dame préside, illustrez-vous pour plaire. »
Le flanc du coursier est pressé
Il hennit ; son œil étincelle :
Le fer contre le fer froissé
Retentit et le sang ruisselle.
Les débris des hauberts, des lances, des cimiers
Jonchent la lice et sont foulés par les destriers.
Au son des cors et des chants de conquête,
L'éclat imposant de la fête
Disparait lentement à mes avides yeux ;
Le silence et la nuit règnent seuls dans ces lieux ;
L'ombre des preux grandit et se fond dans l'espace.
Quel vent impétueux les a tous dispersés ?...
Le château croule et ne laisse à sa place
Que ses débris à mes pieds entassés.

Cette splendide fête d'armes la plus célèbre et la dernière qui fut donnée en France, avait réuni toute la noblesse de la Province et de nombreux chevaliers étrangers. Dans l'enceinte du château de Nozeroy, où s'était retiré en 1476, Charles le Téméraire après la perte de la bataille de Grandson ; Yolande de Savoie vint l'y trouver pour le consoler et l'engager à reprendre les hostilités contre les Suisses : apparition de l'ombre de Louis de Châlons, sire de Châtel-Guyon, au duc de Bourgogne ; aux sollicitations de Yolande, sœur du comte de Romont, Charles rentre en campagne.

Des murs de Nozeroy, qui s'est ouvert l'enceinte ?
Charles dans le secret y dévore sa plainte.

Yolande, c'est toi : ton front calme et serein
Inspire l'assurance et chasse le chagrin.
Semblable à la colombe après des jours d'orage,
D'un heureux avenir serais-tu le présage ?
J'éprouve a-t-elle dit, le vif ressentiment
Dont votre âme, Seigneur, me parait occupée ;
Mais qui sait confier sa fortune à l'épée,
D'un combat malheureux ; se relève plus grand !...
Un nuage a caché le soleil et la terre,
L'astre en sort plus brillant de feux et de lumière.
Seigneur, de vos lauriers, pour effacer Grandson
Vous pouvez à la Suisse offrir une moisson,
De pauvres paysans, les bandes insensées
Oseraient insulter à vos nobles trophées ?
Que de sa cornemuse Uri frappe les airs,
L'Helvétie à ce bruit, tombera dans nos fers.
De Poitiers, Saint-Sorlin, vos os sans sépulture
Aux champs de Vaumarcus, proclament notre injure ;
Châtel-Guyon n'est plus : ses mânes en courroux,
Prince, pour les venger, se lèvent devant vous.

CHARLES.

Compagnon de ma gloire, ami que je regrette,
Le preux n'a pas voulu survivre à ma défaite.
Madame vous dirai-je, au milieu de la nuit,
Son ombre sur mes pas se traîne et me poursuit,
C'est lui, je reconnais sa voix et son armure ;
Il se penche sur moi, du fond de sa blessure,
Le sang en bouillonnant, s'en échappe et soudain

Châtel-Guyon m'entraîne en me serrant la main ;
Je veux la retirer, et glacé d'épouvante
De son sang imprégnée elle reste fumante !...
Quel présage, écoutez : « Aimé de tes sujets,
» De la paix, me dit-il, qu'ils goûtent les bienfaits.
» On cesse de grandir, de celui qui domine
» La gloire tôt ou tard, comme une ombre décline ;
» Si tu cours de nouveau les hazards d'un combat
» Tu trouveras Grandson aux plaines de Morat,
» Le suisse avec effroi, regarde l'esclavage ;
» De vos tissus dorés, il ignore l'usage,
» Ce qu'il sait estimer ce citoyen guerrier
» C'est de vivre et mourir libre dans son foyer.
» Crois-en d'un vieux guerrier la longue expérience
» Mes avis pourront-ils éclairer ta prudence,
» Ce peuple avec ses mœurs et toute sa vertu
» Par tes armes jamais ne peut être abattu.
» L'astucieux Louis, des rives de la Seine
» Unira contre toi la Suisse et la Lorraine :
» Des soldats étrangers, par son or soudoyés,
» Sous les murs de Nancy te fouleront aux pieds.
» O prince malheureux ! ta valeur téméraire
» Servira de leçon aux maîtres de la terre... »
L'ombre fuit, et mes yeux dans ce long corridor,
Lorsqu'elle n'était plus, croyaient la voir encor :
Et moi je braverai la fortune infidèle
Partout nous marcherons où l'honneur nous appèle.
Morat.... Nancy..... grand

YOLANDE.

« L'ombre vaine d'un mort
» L'illusion des sens régleraient votre sort !
» Faut-il à ces pensers que votre esprit s'arrête
» Quoi ! Charles belliqueux d'un songe s'inquiète :

CHARLES.

» Quand Philippe-le-Bon sortirait du tombeau,
» Croirait-il enchaîner mon bras dans ce château ?
» Sur la terre, madame, il n'est pas d'influence
» Qui de ma volonté comprime la puissance... »

Dominé par une aveugle fatalité, on sait quelle résolution il a prise, et les tristes événements dont il fut la victime, ils sont du domaine de l'histoire de notre pays et confirment la prédiction du sire de Châtel-Guyon.

La politique insensée de ce prince porta ses fruits amers et funestes : devenus sujets espagnols par l'élévation des enfants de Marie de Bourgogne au trône d'Espagne, cette domination étrangère devint la source de nos guerres interminables avec la France. Nozeroy fut pris en 1638 par Weimar, auxiliaire des armées françaises ; le comte de Guébriaut s'en empara deux fois l'année suivante ; au mois de février 1640, les Comtois, las de résister à des forces supérieures, abandonnèrent cette ville, après y avoir mis le feu ; pendant cette guerre désastreuse, les habitants de nos montagnes, ayant quitté leurs villages se retirèrent dans les cavernes et les bois avec leurs troupeaux et ce qu'ils pouvaient emporter de meubles et de choses nécessaires à la vie ; l'émigration à l'étranger fut considérable : après un recensement, fait peu de temps après, on trouva que des villages ne furent représentés que par 4 à 5 habitants. La famine et la peste suivirent l'abandon des terres et l'incendie des habitations : tout ces fléaux réunis enlevèrent au val de Mièges la plus grande partie de sa population. Le château de Nozeroy le plus fort et le plus splendide de la Bourgogne, au temps de la féodalité fut démantelé après la conquête définitive de la province par Louis XIV, on ne voit plus à la place qu'il occupait, que les vestiges d'une tour qui surgissent au milieu des terrassements de ses remparts écroulés ; on avait mis 40 ans pour le construire, il fut la résidence habituelle des princes de Châlon qui y tenaient une cour presque semblable à celle des ducs de Bourgogne à Dijon. A la mort de Philibert de Châlon, vice-roi de Naples et généralissime des armées de Charles-Quint, ce riche héritage échut à Réné de Nassau, en 1684, le prince d'Ysenghien acheta cette seigneurie qui appartient en partie à son altesse le prince Pierre d'Aremberg. Nozeroy possédait dans ses murs plusieurs couvents, vendus nationalement à des particuliers, le portail de celui des Annonciades, chef-d'œuvre de goût et de talent, était sur le modèle de celui de Santa Rotundo, de Rome, comme objet d'art et monument de sculpture, on regrette qu'il soit tombé sous le marteau stupide des démolisseurs de 93. Nozeroy porta longtemps le nom de Nucillum à cause des coudriers qui couvraient les flancs de la colline sur laquelle il est bâti. Louis de Châlon 1er de retour en Bourgogne, après une expédition des croisades, rétablit les fortifications de Nucille et lui donna le nom de Nazareth, il avait trouvé, dit-on une grande conformité entre la situation topographique de cette bourgade de la Galilée et Nucille : par corruption de langage, les habitants du val de Mièges prononcent encore en patois Nozeret, en substituant la lettre o à l'a.

La distance de Nozeroy à Salins par Censeau est de 30 kilomètres, vous traversez alors pendant une heure et demie cette magnifique forêt de sapins que vous avez aperçue en allant à Champagnole.

TABLE DES MATIÈRES.

	Pages.
Origine et formation des sources minérales de Salins	5
Propriétés physiques des eaux de Salins et des eaux mères. Produits chimiques. . . .	14
Action physiologique des bains minéraux de Salins	17
Lymphatisme. — Faiblesse de la constitution dans le bas âge. — Anémie. — Chlorose. — Enervation. — Disposition aux vices de conformation. — Diathèse strumeuse dans la première période de la vie.	19
Observations sur les maladies traitées par les eaux minérales de Salins	31
Indications prophylactiques et curatives. . .	103
Hydrothérapie	110
Traitement. — Mode d'administration des eaux chloro-sodiques bromurées de Salins. . .	113
Hygiène pendant la saison des eaux. . . .	128
Hygiène des enfants	129
Hygiène de la jeunesse et de l'âge adulte . .	130
Rapport sur l'analyse des eaux minérales de Salins par MM. Becquerel, Gazin, etc. .	142

Analyses comparatives des eaux-mères de Nauheim et de Salins. 144
Statistique médicale 156
Etablissement des bains de Salins. — Aperçu topographique, géologique et historique de la gorge de Salins. — Excursions et promenades aux environs. 165

www.ingramcontent.com/pod-product-compliance
Ingram Content Group UK Ltd.
Pitfield, Milton Keynes, MK11 3LW, UK
UKHW021307190726
13839UKWH00007B/88

9 782329 474410